ADHDの子どもの
特性がよく分かり
診断や治療法まで
くわしく解説

落ち着きがない、
不注意、乱暴、忘れ物…
子どもの「困った」を解消

子どものADHD
早く気づいて親子がラクになる本

監修＊宮尾益知　どんぐり発達クリニック院長

河出書房新社

はじめに

この本は、私の発達障害に対する、2000年の『自分をコントロールできないこどもたち』（講談社）からずっと持っているADHDに対する熱い思いから生まれました。発達障害の子どもたちはとても愛らしい子どもたちです。診療の場でのやりとりでも正直で、まじめだと思います。でも状況に適切にかかわることができないために、大多数の人と考え方と行動が異なって適応障害を起こしています。彼らの気持ちに共感し、一緒に問題に立ち向かっていく、そんな気持ちを多くの人が持ってくれたらいいのになあと思います。立ち向かう相手が、保護者のこともあります。でも、両親も一生懸命生きていきながらお子さんを育てています。そんな気持ちにも共感してあげなければなりません。

私の診療は子どもと保護者に50%ずつ向き合います。まず、子どもをよくすることに全力をつくすことから始めます。子どもがよくなると、保護者も温和になり自分のことも振り返ることができるようになり、自らの問題にも向かい合えるようになっていきます。学校の先生の協力も必要です。６年間続いている月１回の先生たちとの症例検討会で、先生たちの立場も分かるようになりました。

子ども、保護者、教育現場と立体的に見ることにより、子どもたちはどんどん変わっていきます。そんな子どもたちをもっと増やしませんか。そんな思いと方法がこの本にはたくさん詰まっています。

どんぐり発達クリニック院長　宮尾益知

contents

はじめに 2

第1章
これだけは知っておきたい基礎知識
ADHDってどんな障害なの？ 7

発達障害は、脳機能の障害でしつけが原因ではない 8
発達障害は主に3つに分類される 10
ADHDの特性は？ 12
乳幼児期（〜3歳） 1歳6ヵ月と3歳児健診を利用しよう 14
4〜5歳 目が離せないほど動き回る 16
小学校1〜2年生 決まりごとが守れない 18
小学校3〜4年生 時間感覚のつまずきから問題行動へ 20
思春期 対応ができていないと問題行動が出やすい 22
ドクター宮尾のつぶやき1 24
Column 女性の場合、また大人になると多動性が見えにくくなることも 26

第2章
ADHDの子どもとのつきあい方 27

親にできること
「困った子」ではなく「困った行動」と考える 28
「失敗体験」を減らしてあげる 30
さまざまな支援機関を利用しよう 32
園や学校に積極的に働きかける 34

本人にはいつ伝える、どう伝える —— 36
友だちの大切さを教えてあげる —— 38
さて、どれだけできていますか？
基本的対応10カ条 —— 40
先生にできること
子どもに「失敗体験」をさせないようサポート —— 42
乱暴で落ち着きのない子への対処法 —— 44
授業中に座っていられない子への対処法 —— 46
ドクター宮尾のつぶやき 2 —— 48
Column
発達障害はなぜ男の子に多い —— 50

第3章

発達障害はなぜ起こる？ 51

脳機能の障害で、しつけや性格とは関係ない —— 52
特性を理解するために
知っておきたい脳のこと① —— 54
特性を理解するために
知っておきたい脳のこと② —— 56
特性を理解するために
知っておきたい脳のこと③ —— 58
なぜ、不注意になってしまうのか —— 60
ドクター宮尾のつぶやき 3 —— 62
Column
ADHDは右脳に問題がある場合が多い？ —— 64

contents

第4章 ADHD・診断と対処法 ―― 65

普段の行動からチェックしてみよう ―― 66
心配だったら、どこに行けばいい？ ―― 68
医師や臨床心理士、学校の先生など、子どもを見守るサポーターは多い ―― 70
診断はゴールではなく、スタートだと考えよう ―― 72
治療の基本は、家庭生活での取り組み ―― 74
心理カウンセリングは年齢によっても異なる ―― 76
ADHDは薬が効くことが多い発達障害 ―― 78
将来を考えた小学校、中学校の選び方 ―― 80
ドクター宮尾のつぶやき4 ―― 82
Column 正しい行動を教えるABA（応用行動分析）とは ―― 84

第5章 診察室から見たADHDの子どもたち ――ドクター宮尾のカルテから ―― 85

愛情を確信できていなかった8歳の男の子 ―― 86
薬で苦手を克服し、自信も持てた女の子 ―― 88
関西から新幹線で往復したLDの子 ―― 90
ドクター宮尾のつぶやき5 ―― 92
Column こんな状態や病気と間違われやすい ―― 94

contents

第6章 家族全員で協力を 95

家族の関係性を考えることも重要 96
子どもへの接し方を学ぶ 親のトレーニングがある 98
家庭内で支援のシステムを作る 100
親が発達障害の場合もある 102
子どもの問題を夫婦関係から考え直してみる 104
他のきょうだいへの配慮が必要になる 106
ときには「親の休日」をとり、リフレッシュを 108
リスト 困ったら、ここに相談 支援機関、専門クリニック、親の会 110

奥付／参考資料 112

第1章

これだけは知っておきたい基礎知識
ADHDってどんな障害なの？

ＡＤＨＤ（注意欠如／多動性障害）は、発達障害の中の一つに分類されています。最近､この発達障害という言葉も広く使われるようになってきましたが、言語・コミュニケーション・社会性などの発達になんらかの特性（偏りやゆがみ）があることによって生まれる不適応状態を指します。原因は生まれながらの脳機能障害と考えられていますが、原因を探る研究はいまも続いていて、詳細はまだ分かっていません。遺伝や環境の関連も考えられますが、それだけが原因ではありません。本人の「特性」ですから、病気やケガのように治ることはありません。その子なりの対応法を考えていきましょう。

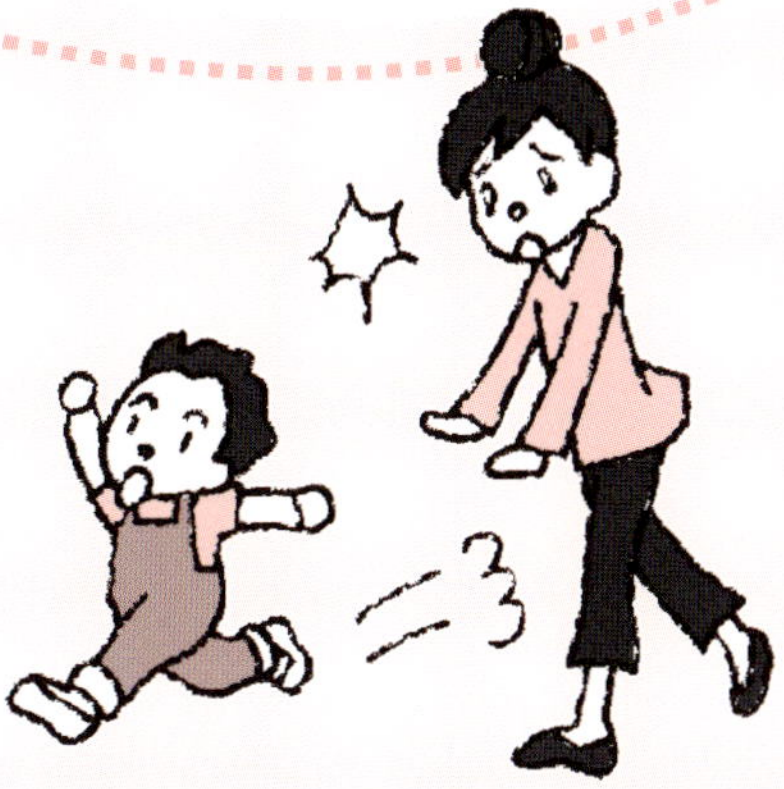

発達障害は、脳機能の障害でしつけが原因ではない

落ち着きがなく、どうもよその子と違う、人の言うことを聞かない……、もしかすると、その子は発達障害かもしれません。親の育て方の問題ではなく、生まれながらのその子なりの特性なのです。

★以前は、「変わっている子」と見過ごされがちだった

「発達障害」、最近よく聞く言葉です。ときには「発達」だね、という言葉さえ聞くことがあります。なんだかよく分からないうちに、言葉だけが一人歩きしている気がすることもあります。また、発達障害と診断される子も近年、多く見られますが、ここにきて急に増えたわけではありません。同じような状態の子は、昔から少なからずいたのですが、「育て方が悪い」「変わっている子」などと見過ごされるケースが多かったのです。

今では、発達障害は育て方の悪さが引き起こすものではなく、脳の機能に問題があるため、さまざまな症状が出てくる状態であることが分かっています。発達障害かどうか判断する基準は、生活面で問題が生じているかどうか、です。ある種の傾向はあっても、社会的にうまく適応していけるのであれば、障害があるとはみなされません。

では、発達障害とはどういったものなのでしょうか。

発達障害は、子どもが発達していく過程のどこかに（出生前あるいは幼児期、学童期に）問題が生じてくることを指しています。さらに、精神的な症状ではなく、認知（理解、行動する過程）に問題があり、生活・学習上に問題を生じている状態だと考えれば分かりやすいと思います。

では、どうやって自分の子どもの特徴や得手・不得手を知ればいいのでしょうか？　また、どこに、どのように相談すればよいのでしょうか？　この本では、ＡＤＨＤ（注意欠如／多動性障害）に関して細かく説明していきます。

「個性」と「障害」は違う

まず、知っておいてほしいのが、発達障害は、生まれながらに脳機能のどこかに障害があることで起こるものだということです。ですから、家族のしつけや本人の生き方によって現れてくるものではありません。自分たちを責めないでください。

また、本人の性格が偏っているわけでもありません。考え方を変えれば解消できるものでもありません。「片づけが苦手」などの生活上の困難が生じると、つい本人の努力が足りないのではないかと思ってしまいます。しかし、そうではないのです。

その前に、子どもはどのように発達していくか、大人になるまでの間に必要な「発達の段階」を知っておきましょう。この段階のどこかがうまくクリアーできない場合が、発達障害と考えられる子どもたちです。

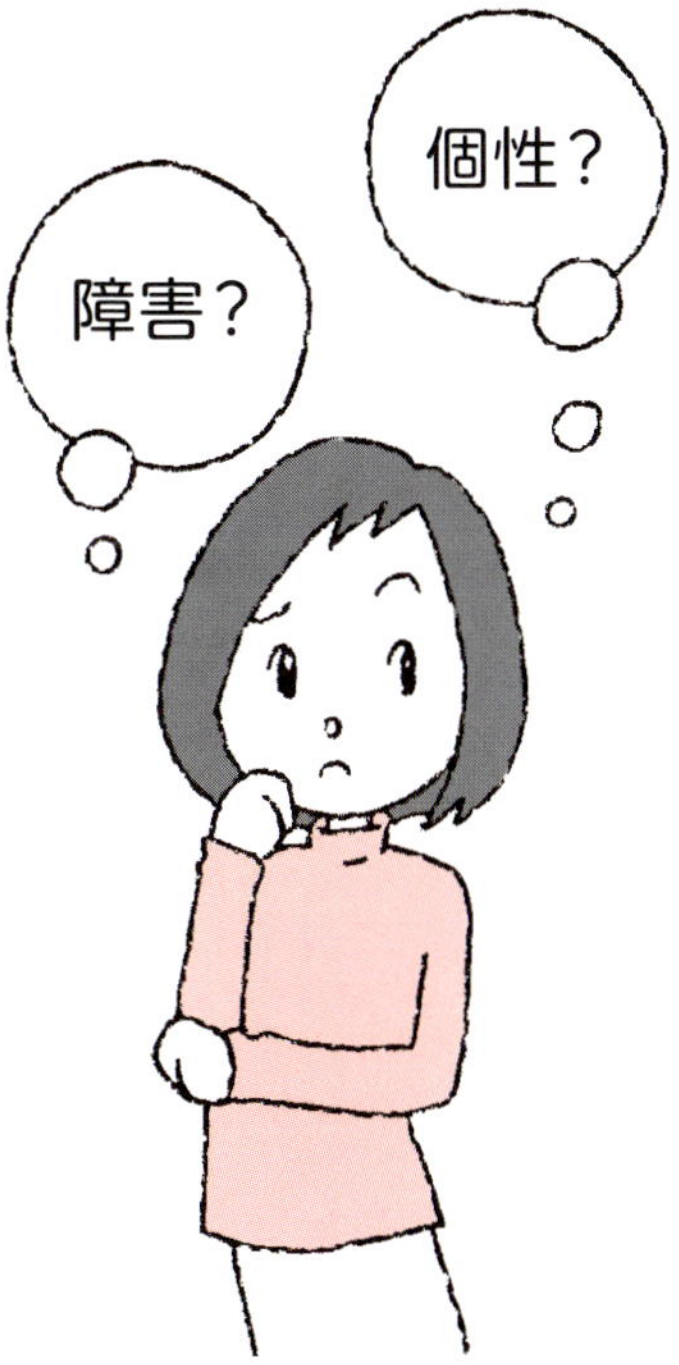

多くの人は、「障害」と聞くと「病気」というマイナスの面でとらえてしまいがちですが、大きな違いは、病気は治療という過程でよくなっていきますが、発達障害の子どもは発達していくこと、また周囲のサポートで症状も改善していきます。

受診する人からの疑問で、よく聞かれるのに「個性ですか、障害ですか」というものがあります。「個性」であれば、専門家の特別なサポートを必要としなくても、社会生活を営めることであり、特別な配慮を要求することはできません。しかし、「障害」というのは専門家あるいは行政からのサポートがないと社会生活を十分に営めないことです。そのために各個人の持つ社会における「生きにくさ」の状況に合わせて医療機関では診断名をつけ、その子に合わせた対応を、世界共通のレベルで作り上げていく、これが診断名が必要な理由です。

発達障害は主に3つに分類される

発達障害は主に「ASD（自閉症スペクトラム障害）」「ADHD（注意欠如／多動性障害）」「LD（学習障害）」の3つに分類されます。この3つは重なり合うことも多いものです。

3つの発達障害が重なり合うことも多い

発達障害にはいくつかの種類があります。同じ脳機能障害でも、生活への影響はさまざまです。どの種類の発達障害かを見分けるために、いろいろな診断基準や指標が設けられています。その現れ方は人によって違いますし、複数の障害を併存している人もいれば、単独の障害として現れる人もいます。主な発達障害には、次の3つがあります。それぞれの特徴は、左ページにまとめてありますので、参照してください。

ASD（自閉症スペクトラム障害）

「コミュニケーションの障害」「社会性の障害」「興味・活動の限定」という行動面の認知特性があります。

ADHD（注意欠如／多動性障害）

「不注意」「衝動性」「多動性」という行動面の認知特性があります。

SLD（限局性学習障害）

一般的にはLD（学習障害）とも呼ばれるもの。「読む」「聴く」「話す」「書く」「計算する」「推論する」などの機能の中で一つの領域に遅滞を

発達障害の名称も変わってきた

発達障害の国際的な診断基準のひとつにアメリカ精神医学会の「DSM」というものがあります。2013年に改訂され、現在、「DSM－5」が用いられています。それまでは「PDD（広汎性発達障害）」という区分がありましたが、その定義を変えて、新しく「ASD」という区分になったのです。かつては「自閉症」「自閉症障害」「広汎性発達障害」「アスペルガー症候群」などの名称が用いられていましたが、これらは一つの連続体（スペクトラム）と考えるようになり、「ASD」という呼び方が用いられています。

今、医療の現場では、DSMの最新版を一つの基準としながら、ほかの基準や指標も使って、発達障害の診断や治療が行われています。

認める特性があります。

これらの発達障害は、それぞれに独立しているのではなく、一部が重なり合っています。ですから、同じADHDでも、人によってはLDやASDの特性が強く出てくる場合があるのです。

★成長とともに目立たなくなる特性もある

脳機能障害そのものは、成長することによって大きく変化することはありません。ただし、経験を重ねるなかで、生活面への影響は変化します。そのため、大人と子どもでは障害特性の現れ方が異なる場合があります。例えば子どもの場合は、どの特性も目立ちやすいと言えます。ただし、人間関係がまだ複雑ではないため、ASDの特性が目立たないこともあります。大人になると、ADHDの多動性や衝動性、LDの特性は目立ちにくくなります。これは、生活の中で対処法が身につき、困難が生じにくくなるためだと考えられます。

発達障害は主に3種類

発達障害　先天性の脳機能障害。幼少時に年齢相応の発達が見られないことから、発達障害と呼ばれている。認知能力や学習能力など、一部の発達にだけ遅れが見られるのが特徴。

ADHD
（注意欠如／多動性障害）
不注意、多動性、衝動性が見られる。人によって不注意が目立つタイプ、多動性が目立つものなどに分かれる。生活面では「落ち着きのなさ」が特徴的。

ASD
（自閉症スペクトラム障害）
コミュニケーション能力や社会的な関係を作る能力、ものごとの応用力などに偏りがある。生活面では「空気を読めない」ことが特徴的。自閉症やアスペルガー症候群などの種類がある。

LD
（学習障害）
読み書きや計算など、一部の学習能力が育ちにくい。生活面では「勉強が苦手」に見える。大人になると目立ちにくくなる。

その他
運動能力の偏りが見られる「DCD（発達性協調運動症）」なども発達障害に含まれる。

※本書では各診断名の表記について、アメリカ精神医学会の「DSM−5」、および日本精神神経学会の「DSM−5病名・用語翻訳ガイドライン」を参考にしています

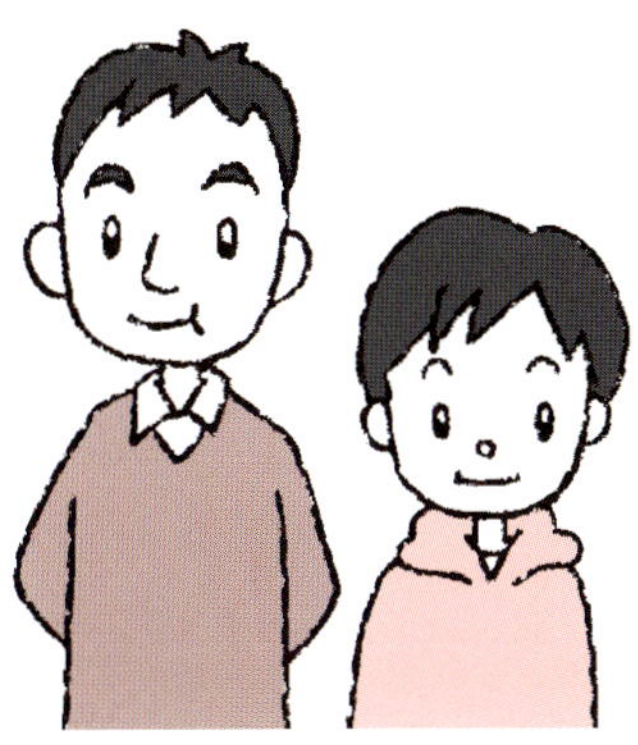

ADHDの特性は？

ADHDの基本的な特性は「不注意」「多動性」「衝動性」の3つです。その特性は、忘れ物が多い、整理整頓が苦手、じっとしていられない、などとして現れてきます。

★不注意、多動性、衝動性が基本的な特性

ADHD（注意欠如／多動性障害）は、英語で「attention-deficit《注意欠如》 hyperactivity disorder《多動性障害》」と言い、不注意、多動性、衝動性の3つの基本的な特性を持つ発達障害です。アメリカ精神医学会が定めた診断基準（DSM）では「知能発達に大きな遅れはなく、環境によるものが原因ではないにもかかわらず、多動、衝動性があり、注意が集中できない状態」を指します。

それぞれ3つの特性を子どもの場合に限って、もう少し説明してみましょう。

不注意

・集中力がない。
・忘れ物が多い。
・特定のことに注意を留めておくことが困難で、課題に取り組んでもすぐに飽きてしまう。

多動性

・授業中に座っていられず、フラフラと席を離れる。
・整理整頓ができない。
・貧乏ゆすりをする。

衝動性

・思いつくとすぐ行動する。
・外界からの刺激に対して、無条件または反射的に反応してしまう。
・刺激に反応して、まるでエンジンがかかったように走り回ったり、机に上ったりする。

また、ADHDの子どもはこうした特性のほかに、他の障害を併せ持つ場合が多くあります。たとえば、学習障害を持っている子は6割、不安障害や気分障害を持っている子は2～7割となっています。それに「集中力がない」と言われると、全く集中できないイメージでとらえられがちですが、自分の興味のあることに対しては、驚くほど集中することができます。頭の中が自分の興味のあることでいっぱいになっていて、その他のものが入ってこないとも言えるのです。

遅くとも小学校に入る前に特性が目立ってくる

ＡＤＨＤの子どもの特性は4歳以降、遅くとも7歳以前に現れてくることが多く、12歳ごろに気づかれることもあります。幼稚園から小学校の入学前にかけて小児科医に紹介されて来ます。一方、多動があまり目立たず、注意が集中できないことを主に訴える注意欠如障害（ＡＤＤ＝attention-deficit disorder）の子どもは、問題行動がそれほど目立たないこともあって、青年期まで、もしくは青年期以降もきちんとした診断がされないことがあります。

このＡＤＨＤという診断名が用いられるまでには、ずいぶんと変遷がありました。１９４０年ごろには、軽い脳炎後や頭部外傷を受けた子どもたちが、あとになって極端によく動き、過度に不注意で、衝動的になることがあることから、ＡＤＨＤは脳になんらかの微細な損傷が起きたために症状が現れてきたのだと考えられ、微細脳損傷症候群と呼ばれたり、一過性の脳の機能不全と考えられて微細脳機能不全とも呼ばれたりしていました。また、症状そのものを表す診断名として小児期多動反応、過活動児童症候群などとも呼ばれていたのです。その後、先ほど説明しましたＤＳＭなどが診断に使われるようになり、「多動が中心の症状ではなく、注意を集中あるいは持続することが困難（不注意）なために、多動、衝動的になる」と考えられ、現在のような診断名が用いられるようになっています。

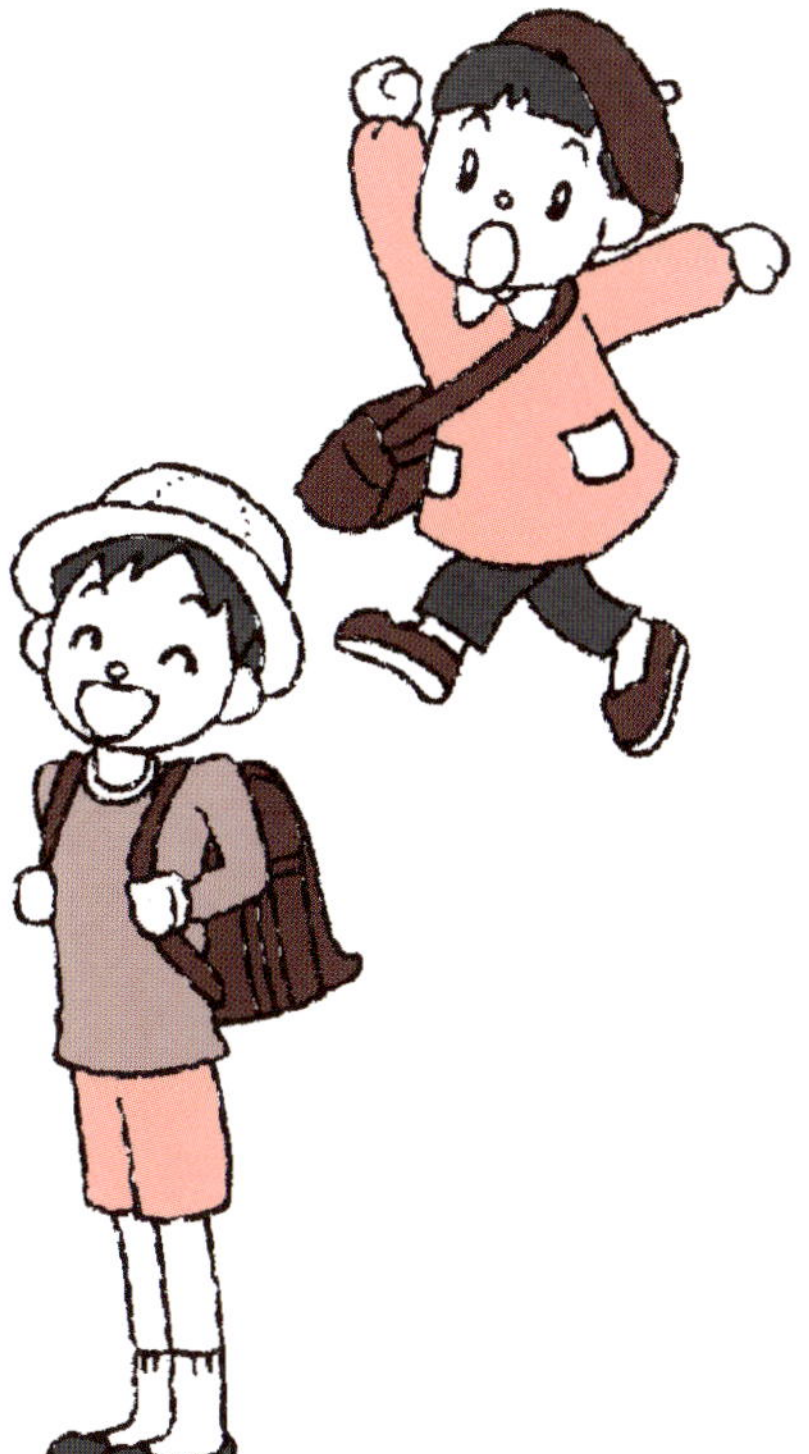

乳幼児期（〜3歳）

1歳6ヵ月と3歳児健診を利用しよう

乳幼児では、特性はあまり目立ちませんが、1歳6ヵ月健診や3歳児健診で極端な多動が見られ、二次健診をすすめられたり、医療機関を紹介されたりすることもあります。

★乳児健診で気になる子ども

保育園や幼稚園に入園するということは、他の子どもたちといっしょに行動する、つまり社会性が必要になるということです。それまでは、あまり他の子どもと比較する機会もなく、また、最近は兄弟が多いわけでもないので、自分の子どもがどこかおかしいなと感じていても、親が医療機関や療育施設に相談に来ることはほとんどありません。

ただ、近所の公園などに連れて行った際、よその子どもを無視して一人で走り回る、危険が分からずケガをしがち、あるいは他の子どもにケガをさせてしまう、そうしたことが目立つ子もいるでしょう。「ちょこちょこ動き回るので危なくて、あまり外に出しません」とか「外へ連れて行くときは、ひもをつけています」といったお母さんもときにはいます。

保健センターや保健所で行われる1歳6ヵ月健診、3歳児健診の場で、知能には問題がないにもかかわらず、極端に多動であることが分かって、保健師から二次健診をすすめられたり、医療機関を紹介されたりする場合もあります。

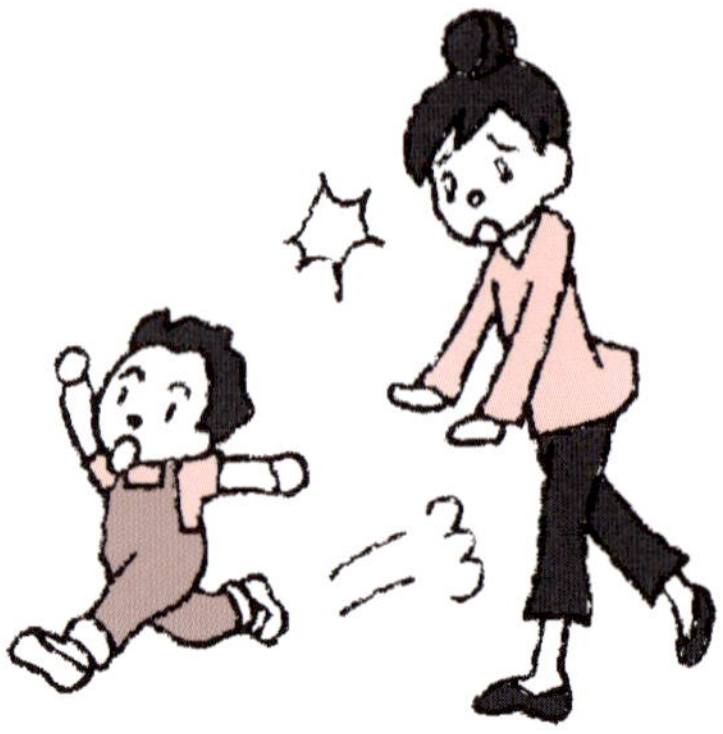

1歳6ヵ月健診では「走りテスト」と呼ばれる検査を行うことがあります。これは、子どもを親から2メートルくらい離して健診医が支え、親

との間にオモチャをおいておき、親に子どもを呼んでもらい、健診医が手を放したときにどのような行動をとるかを調べるテストです。「関係のないところへ行ってしまう」「わき目もふらず、オモチャに一直線に駆け寄る」「親のところへ行っても、親と目を合わさない」など、検査や健診中の態度から多動や不注意が明らかであれば、健診医は二次健診をすすめるか、専門医療機関を紹介することがあります。

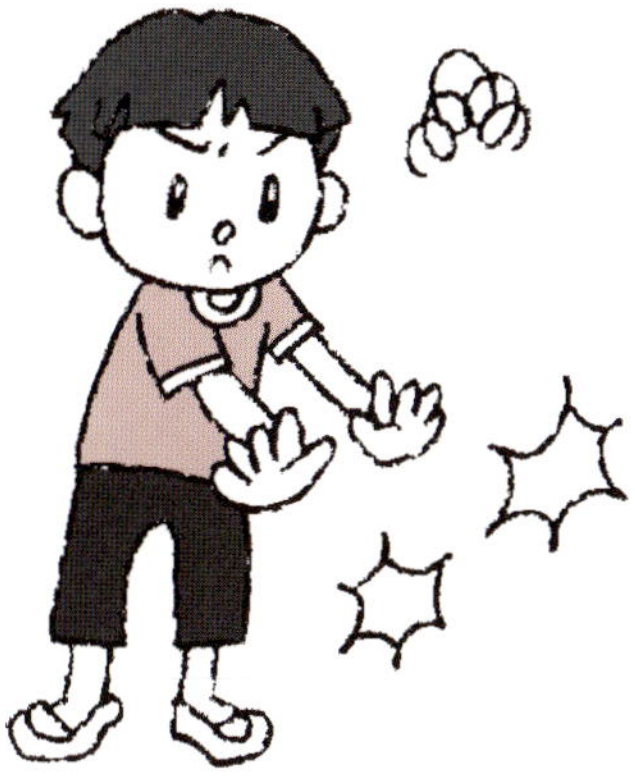

こんな場合、「まだ小さいんだから」などとあまり気にかけない人がほとんどです。そして、健診医のアドバイスがあっても、その後は気になる症状も取り立ててないからと、そのまま忘れてしまう親もいます。

★ 3歳児健診で気になる子

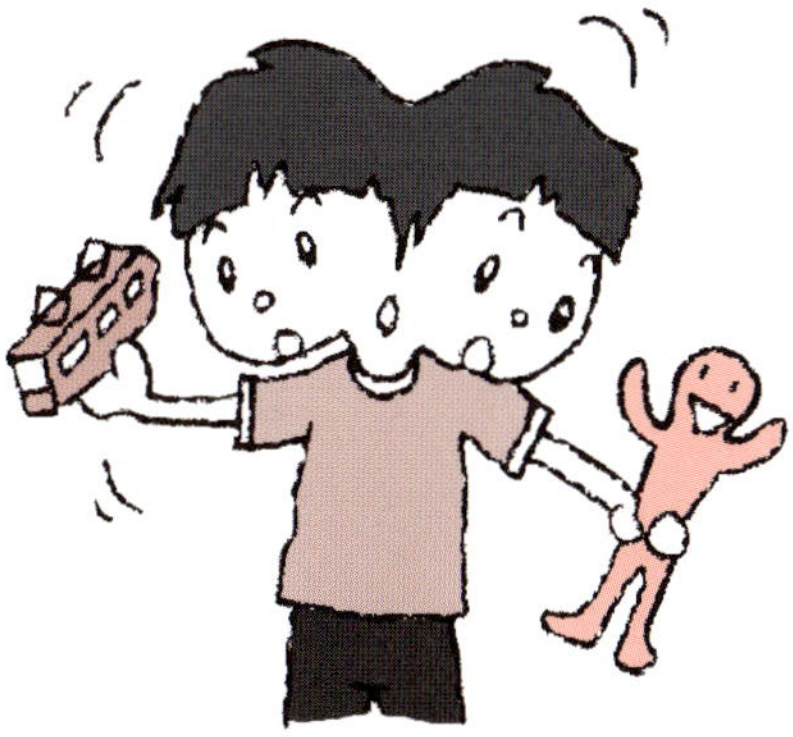

3歳児健診で、いろいろなオモチャに手を出すけれど、すぐに他のことに気が向いてしまう、いつもチョロチョロと動き回っている、よその子に急に駆け寄ってたたいたり、ケガをさせたりしてしまうという行動が目につく子どももいます。その上、言葉の発達が少し遅れていて、理解が悪いことなどが問診と診察で分かると、二次健診をすすめられ、専門医療機関や療育施設を紹介されることがあります。

すると、「うちの子には障害があるんだ」と思い込んでしまう親も少なくありません。このような親の中には、医療機関や療育施設に行くことに二の足を踏み、保健センターなどで行われる経過観察で様子を見ようとする人もいます。

しかし、このような子は注意しなければなりません。一時的に症状が明らかでないとしても、早い時期に多動や不注意の症状があるかないかをきちんと確認しておくことが大切です。

4～5歳

目が離せないほど動き回る

保育園や幼稚園に通うようになると、他の子との集団生活が始まります。そこで初めて、ＡＤＨＤの特性が指摘されることも多いようです。早めに受診して、安心を手に入れてください。

★集団生活で見えてくる特性

保育園や幼稚園に通うようになると、保育士や幼稚園の先生、他の親たちから次のような訴えが出てくることも多いようです。落ち着きがない、いつも動き回っている、じっとしているべきときにじっとしていられない、順番を守れない、よその子に対して急に態度が変わる、いきなり暴力を振るう、パニックを起こすと手がつけられない……などです。

　そして、「他の子どもに迷惑だから」「病気だと思われるから病院に行ったら」「ＡＤＨＤに似ているから相談してみたら」と言われて初めて、保健所や保健センター、児童相談所を経由して、専門医療機関や療育施設を訪れるケースが最も多いパターンです。

　しかし、このような場合に注意しなければならないことがあります。それは、保育園や幼稚園の方針には「勉強中心型」と「放任型」とがあって、子どもがそれに合わないために、こうした問題行動を起こす場合があることです。また、親が子どもに過度に大人びた行動を求めた反動である場合もあります。

　あるいは、子どもの症状が発達障害のそれであるにもかかわらず、たとえばその子の父親が子どものころに、同様のＡＤＨＤの傾向がある場合も注意が必要です。しかも、社会的に地位のある人であればあるほど、「そんなものはどうってことはない。自分だって、子どものころは

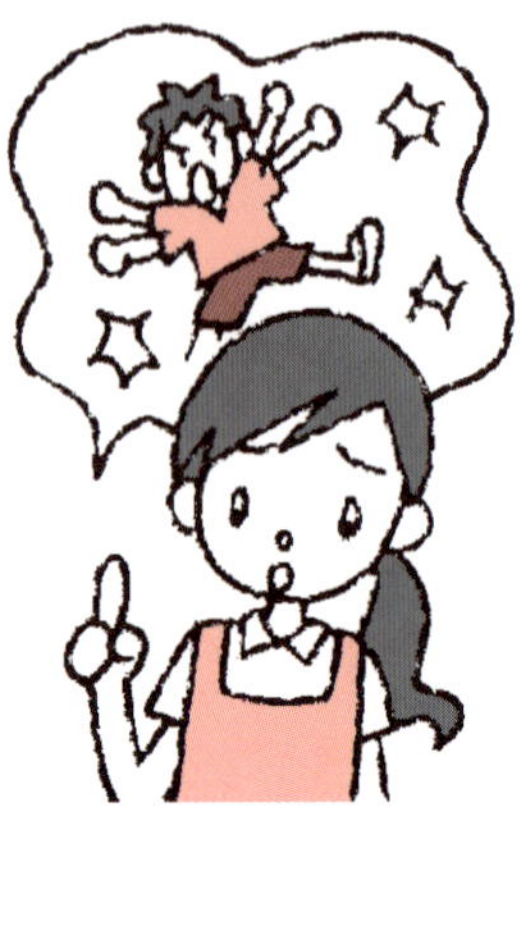

そうだったけれど、今はこうやってちゃんと仕事をしているじゃないか」と言って、問題を先送りにする傾向があるのです。

★不器用なのもADHDの特性

保育園や幼稚園では、ADHDと考えられる子どもの場合、話を聞かない、人とすぐにふざけ、おしゃべりをする、離席が多く、すぐに部屋から飛び出してしまう、などの行動特徴が見られます。また、話し言葉が不十分で他の子との関係の持ち方が苦手なため、すぐに手が出てしまい、乱暴な子だと受け取られることもあります。走ったり、跳んだりは活発でも、片足跳びやスキップなどがうまくできずに転ぶ、ハサミをうまく使えない、絵が年齢相応に描けないなど、不器用なこともADHDによく見られる特性です。

この年齢の子どもは、親から自立して、周囲に適合して自律的に行動するために、社会性の能力（ソーシャルスキル）を学び、小学校入学にあたっての、学習に必要な基礎能力を形成する大切な時期にあります。

ですから、冷静に見て少しでもADHDと疑われるような極端な特性があるなと思ったら、4〜5歳までのうちに専門の医療機関で受診することをおすすめします。問題がなければ安心ですし、もし問題があったとしても、小学校に入る前に集団生活への適応や学習に必要な基礎的能力について、心理カウンセリングやさまざまな療法で、ある程度の対応が可能だからです。

ADHDの子どもは「ほめて育てる」を座右の銘に

ADHDの子どもに対しては、目の前のほうびに飛びつく衝動性もあるので、ほめることが非常に大事です。何度も同じことを注意しても、同じ間違いをする子どもがいますが、そこには理由があります。それは、ワーキングメモリーが少ないからです。ワーキングメモリーとは、ものごとを成し遂げようとするときに、必要な前提や途中経過の情報を、一時的に記憶しておく脳の働きのことです。ADHDの子どもは、このワーキングメモリーが少ない傾向にあります。そのため、それまでやっていたことや過去の経験を参照しながら考えることが苦手なのです。だから、その場の情報だけで行動することが多くなって、何度も同じ間違いをしてしまうのです。

親は、たとえ何度も同じ注意をすることになっても、子どもを絶対に責めてはいけません。覚えていても分かっていても、その場に出てこないのですから。できて当たり前のことをやったとき、すぐにほめてあげるようにしましょう。適切にほめて、子どもを評価してあげることは、発達をサポートしていくうえでとても重要なことなのです。

小学校1~2年生

決まりごとが守れない

小学校の低学年は、人としての基盤を作る時期です。授業中でもフラフラと歩き回ったり、おしゃべりしたり、忘れ物が多かったりという特性が見られるころでもあります。

★人としての基礎的能力をつける時期

言葉を持ち、文化を持ち、歴史を持つのが人間の特徴だとすると、そのような存在へと子どもを意識的に、系統的に教育していくのが学童期です。そのために準備しておくべき基礎的な能力が「集団の中で自分がどうふるまえばよいのかを判断する社会性の能力（ソーシャルスキル）」や「学習することが可能になる基礎的能力（学習レディネス）」です。

小学校低学年で学んだ国語や算数、理科などの内容は、高校や大学で学んだことは忘れても、後々までものを考える土台として、子どもの心に残っています。みなさんもそうですよね。この時期にそれらをしっかりと身につけておかなければ、後でいくら学ぶ努力をしても「深くは吸収されない」とも言われています。

学ぶということは、ただのものまねや丸暗記とは違います。頭の中でたくさんの物事の概念の間に言葉による新しい関係性を作り上げ、それらをしっかり記憶として刻み込む複雑な作業です。それによって、心の世界が広がり、自分の頭で物事を考える基盤と習慣が作られるのです。

★1年生の2学期には多動は目立たなくなることも

そんな大事な時期に小学校という新しい環境に身をおくＡＤＨＤの子どもたちは、どんな行動が目につくようになるのでしょう。

小学校1、2年になると、次のようなことが目立つようになります。席に着いていられない、朝礼でおとなしく並んでいられない、思ったことをすぐにしゃべらずにはいられない、しゃべりだしたらいつまでもしゃべっている、ノートや鉛筆などをすぐになくす、宿題や約束など大事なことを忘れてしまう、宿題へのとりかかりが悪い……そんな訴えが教師や親の口から出てきます。

　また、ちょっとした物音が気になって勉強に集中できない、注意するときれいに書くが目を離すとすぐ汚い字になってしまう、強情、つまらないことにこだわる、感情のコントロールができずにすぐパニックになる、などの特性も目につきます。

　しかし、多動の場合は1年生も2学期に入ることになると、比較的目立たなくなります。無論、これも個人差があり、なかなか落ち着きが身につかない子もたくさんいます。ただ、幼稚園と違って決まりごとの多い小学校の集団生活を通じて、慣れてきただけのことで、特性そのものがなくなったわけではありません。

多動の代わりに目立ってくるのが、不注意から来る行動です。忘れ物が多い、整理整頓ができない、遅刻しがち、授業中もボーッとしている、落書きばかりしてノートをとらない、何を考えているのか分からない、質問してもとんちんかんな受け答えをする、といった問題行動が先生から指摘されることもあるでしょう。これらは、ＡＤＨＤの特性である不注意から来るものです。

　ただ、多動のうち、いすに座っていても絶えず体を動かしたり、手遊びをしたりするなどの特性は、その後も残ることが多いようです。また、運動会や学芸会などの特別な学校行事の準備などで、教室の内外がなんとなくザワザワしていると、それに強く刺激されて極端に過敏な反応をしてしまうこともあります。

　そのほか、とても多弁で絶えずしゃべっている子どももいます。これは、ちょっとした刺激にもすぐに反応して、思いつきがつい口から出てしまうためです。とりとめもなく話し、すじ道はあまり通っていません。しかも、自己中心的で協調性がないため、友だちもできにくいのがＡＤＨＤの特徴です。

　それでも、小学校5年生くらいになると、これでいいのかと考えるようになる子もいます。

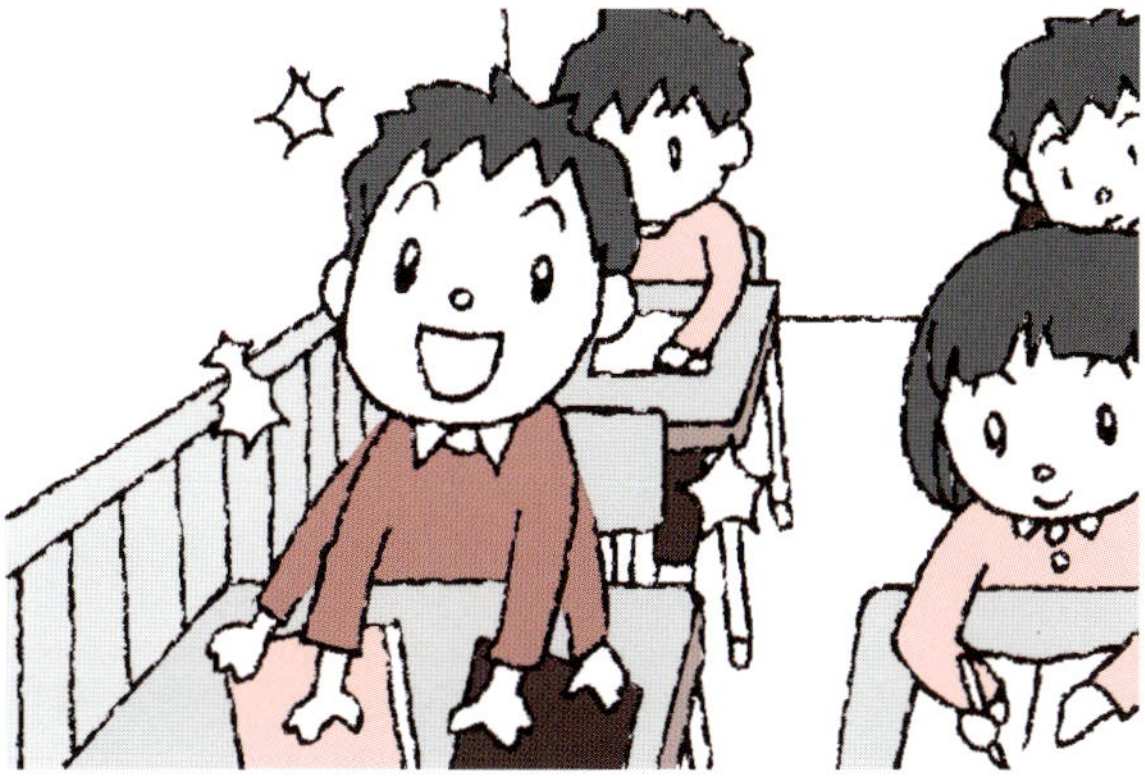

小学校3〜4年生

時間感覚のつまずきから問題行動へ

友だちとどこか違う、そんなことに気づき始める時期です。何より必要なのは数多くの成功体験を与えてあげること。「どうしてできないの」といったマイナス体験につながる言葉は避けましょう。

★自分の特性に気づき始める

小学校の3、4年生のころになると、友だちとうまくつきあえない、勉強についていけない、努力しても整理整頓ができずに大事なものをしょっちゅうなくす、忘れ物が多い、遅刻ばかりしてしまう、といったことに自分自身でも気づき始めます。この時期までにADHDであるとの診断を受け、それに基づいた対応がとられていないと、右に述べたような特性を持つ子どもは、先生や友だちからの指摘やからかい、先生や親からの叱責の繰り返しによって自信をなくし、ときにはうつ傾向となったり、不登校となったりしてしまいます。そうなって初めて親が心配になり、専門機関に相談に来ることも多いものです。

このような子どもたちは活動性が高く短気ですが、その半面、気持ちのやさしい子であることが多く、傷

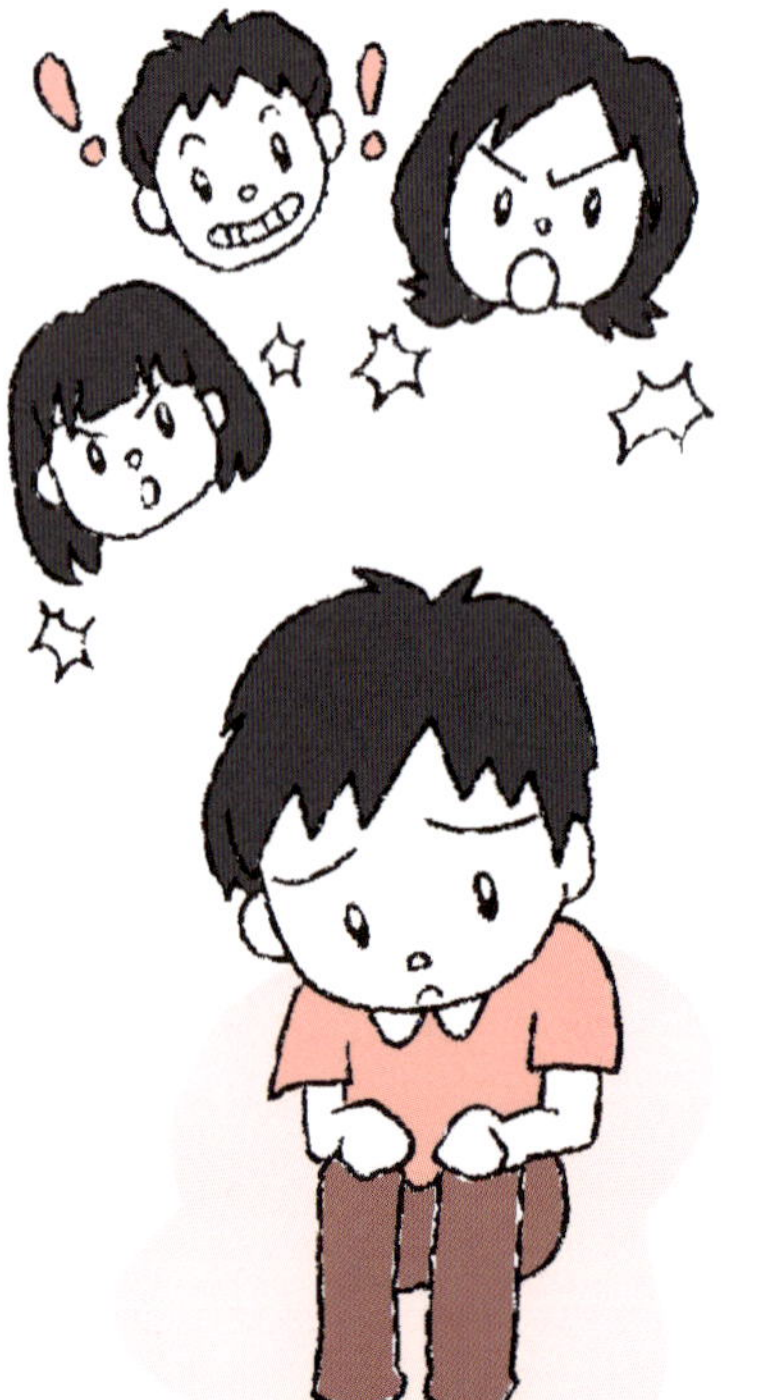

つきやすい心を持っています。小学校の高学年から中学生の時期は、ある程度、子どもに自分の状態（ADHDであること）を教え、社会でじょうずに生きていくためのスキル（技能、能力）を身につけさせてあげる大切な時期でもあります。そのためには、できるだけ早い時期（遅くとも小学校高学年ころまで）に、専門医療機関でADHDなのかそうでないのかを診断してもらうことが必要です。

　早く分かっていれば、それだけ早く対応策もとることができて、子どもたちの生きづらさを少しでも解消してあげられるでしょう。

★問題行動を騒ぎ立てずサポートすることを考えて

　ADHDと考えられる子どもは、小学校の3、4年生になっても相変わらず身の回りの片づけができず、忘れ物も多く、しょっちゅう物をなくしてしまいます。これは注意力の欠如から来るものです。また、遅刻が多い、授業が始まっているのに他のことに夢中になり教室に戻ってこないなどは、時間の観念が薄く、時間感覚につまずきがあるからです。

　このような特性があっても、周りはあまり騒ぎたてないことです。それよりサポートをしてあげることにつとめてください。

　毎日の行動予定をメモにして目につくところに貼っておき、いつも決まったパターンで行動できるように親や教師が指導したり、一度にたくさんのことを言いつけたりしないなど、周囲の大人の理解ある態度がその子にとっては何よりのサポートになります。そうすると、特別な行事の際の過敏な反応による多動や衝動的行動を除けば、先に述べたような問題行動も目立たなくなってきます。ただし、みんなにいろいろなことを言われ、どうしてできないんだろうという悩みが強く生まれると、爪かみ、抜け毛、チックなどの異常な習癖が見られるようになることもあります。

　LDを合併する場合や理解ある対応ができていない場合、あるいは担任の先生がこのような子どもに否定的なイメージを持つ場合には、「やる気がまったく見られない」「こんな子は見たことがない」「どのように指導していいのか分からない」『家庭のしつけが悪い」などと言われ続けることもあります。そのため、子どもはうまくいったときにほめられる成功体験を獲得できずに、よい自画像を描けないまま大人になっていくことになります。ADHDの子どもたちにとって、この時期のこのようなマイナス体験は、以降の社会適応能力の形成に大きくかかわってきます。

思春期

対応ができていないと問題行動が出やすい

思春期は小学校高学年から始まります。それまでにきちんとした対応がなされていないと、うつ傾向になることもあります。思春期ならではの悩みにＡＤＨＤの悩みが加わらないように注意を。

★なぜ思春期に問題が起こりやすくなるのか

子どもとしての発達段階の完成時期は思春期です。思春期は、小学校の高学年から青年期あるいは成人までの時期を指し、肉体的にも精神的にも大きな転換期です。この時期は、どの子どもにとっても最も問題が起こりやすく、すべてが変化しうる時期ですが、多くの混乱（課題と危機）を乗り越えて成長する大切な時期でもあります。

思春期に子どもが直面する課題としては、次のようなものが挙げられます。

1
第二次性徴を迎え、からだのエネルギーや性的エネルギーが増大していくのに、どう対処するか。

2
友だちや仲間との関係をどう発展させていくか。

3
思春期における肉体と精神のアンバランスをどのように受けとめるか。

4
親からの精神的な独立と、自分を抑えて周囲に適応していく自律性をいかに達成していくか。

5
自己意識（アイデンティティー）を自分自身と格闘しながら、いかに獲得していくか。

これらの課題そのものが、思春期の危機とも対応しています。幼児期後半から学童の初期に社会性や学習面での基礎的能力がきちんとつけられているか、児童期から思春期までによりよい大人になるための自分なりの自画像が描かれているか、あるいは思春期というある意味、変容の時期を家族や周囲の大人がちゃんと理解してくれているかどうか、そうしたことがうまく思春期を乗り越えられるかどうかに深く関係しているからです。

ちゃんとした対応がないとうつ傾向になることも

ＡＤＨＤと考えられる子どもは、思春期になるまでの過程で、常にあれをしてはだめ、これをしてはいけないといった禁止と否定的な扱いを受け続けることが少なくありません。このような場合、学習面ではさらにやる気をなくし、頭の中で言葉を使ってものごとを考える力が不足していることもあって、読み・書き・計算の能力が一段と低下して、知能検査による結果も低くなる傾向があります。

また、感情面では正しい自尊心が育っていないために、劣等感と強い緊張にさらされ、欲求不満に陥りがちです。幼児期から親や教師に理解されず、子どもたちの集団の中でも仲間として行動できなかった心の傷がトラウマとなって、この時期にうつ傾向やうつ病として現れてくることもまれではありません。

思春期は、精神的かつ身体的にも大人になれるかどうかの、境目の時期です。また、一般的に学校の選択、あるいは職業の選択に悩む時期でもあります。さらに、思春期の精神的なサポートに最も大切な友人、親友、先輩などが不注意や衝動性のためにできにくく、親にも悩みを話さないのが普通の時期ですから、たった一人で葛藤に苦しまざるをえなくなってしまいます。

ですから、思春期の子どもにＡＤＨＤかなと思われる特性がある場合、親は絶えず子どもの行動を見守って（干渉とは違います）、そのサインを見落とさず、少しでも心に引っかかる態度や行動が見られたら、ためらわずに医療機関や教育機関、児童相談所、保健所に相談するようにしてください。

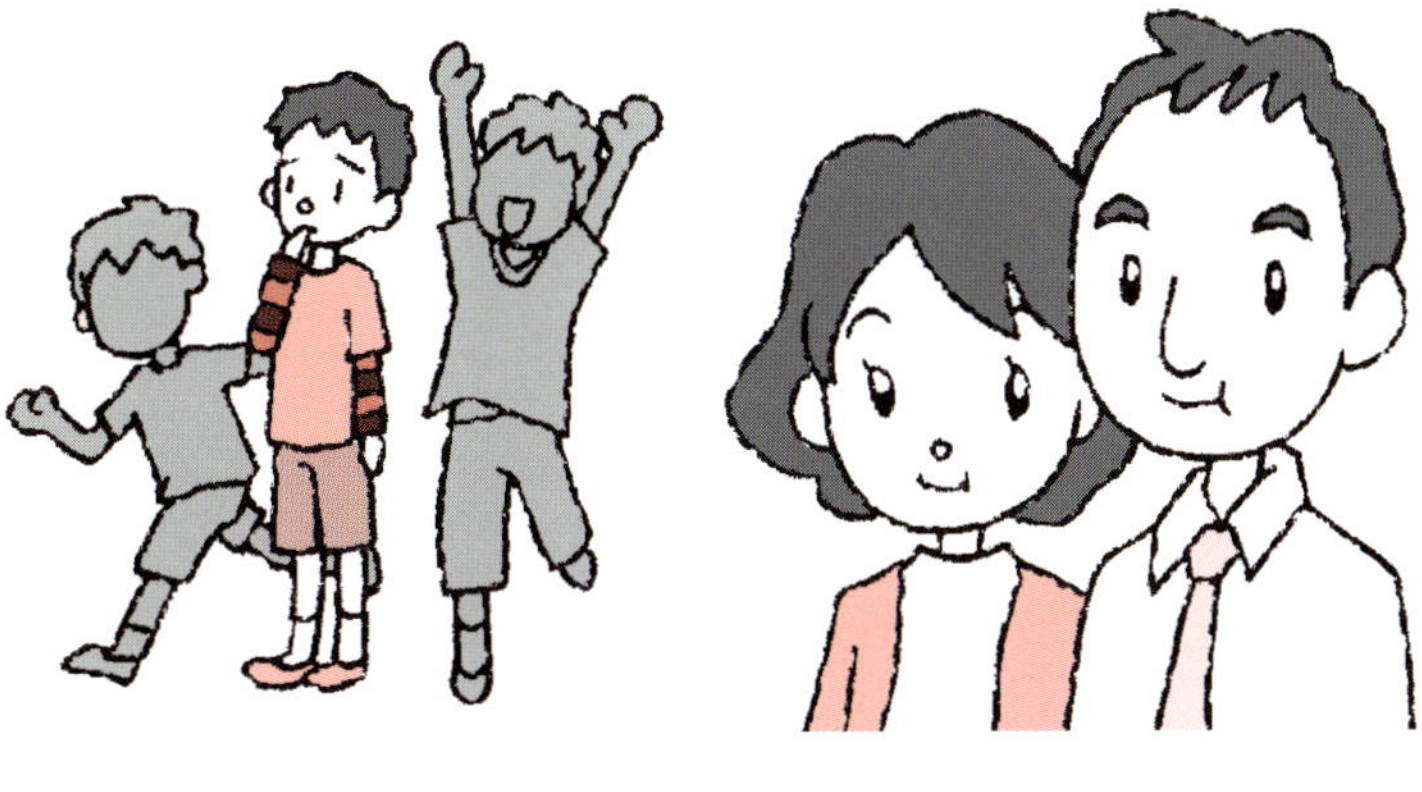

宮尾《ドクター》のつぶやき①

どんぐり発達クリニック院長
宮尾益知

ADHDの子どもたちは、いい子

外来で、子どもたちとつきあっていて、いつも思うことがあります。それは、どの子もとてもいい子どもたちだということです。

素朴で、素直で、おっちょこちょいで、不器用で、おまけに甘えん坊です。

私はいつもまず子どもと話すことから始めています。前回通り、目を見て、タッチして、と同じパターンで始めていきます。このいつもと同じ関わりが後になって、自分のことを分かってくれる人と思ってくれるようになる手助けになるのです。

母親のことを「くそばばあ」と言うようになる年ごろには、私との連合ができ、社会適応のための行動規制、家庭での生活パターンなどを正常化していくために役立つことになります。

そうして、保護者の方に前回との差を聞いていきます。キチンととらえられている人もいますし、全く変わっていないと言う方もいます。そのような家族としての現場から私はなんだか、前回の状態との差が浮かび上がってくるような気がしてきます。

それがなぜだかよく分かりません。兄弟や親子関係、表情、行動などですが。こうしていつも一人ひとり違った楽しみを与えてもらいながら、診療を続けています。

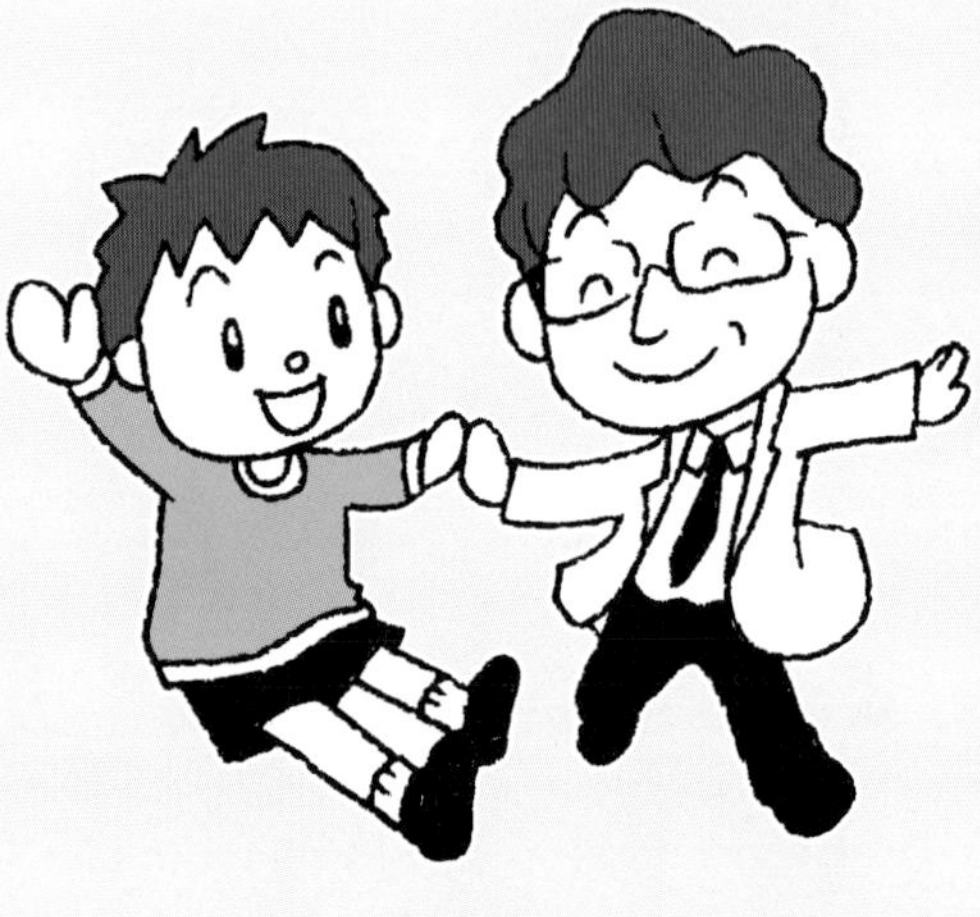

社会性が通常より2年遅れている状態

ADHDの子どもたちは、何か幼く思えます。正直で幼い子どもたちです。

このことは研究でも確かめられていて、社会脳といわれるネットワークの形成が通常より、2年遅れているとの報告が相次ぎました。最近になり、服薬治療を行なってきた子どもたちの思春期には、社会脳の遅れが回復しているとの報告が行われるようになりました。

なぜでしょう。私はDMN（デフォルト・モード・ネットワーク）に注目しました。

DMNとは何もしていないときの脳の状態で、今までは何も役目がないと考えられていました。何もしないといっても、何かは考えているのでしょう。しかも、脳の40％のエネルギーが働いているということですから、何もしていないというけれど、何のためにそんなにエネルギーを使うのだろうと考えられます。

DMNは社会脳とほぼ同じネットワークであることも分かっています。DMNは心の発達、自我の形成にも関係していると言われるようになりました。

ADHDでは、作業をしていてWMが働いているときにもDMNが働き、何もしていないときにもDMNが働いていると言われています。とすると、治療をするとどうなるのでしょうか。

ADHDの人が服薬したあと、自己評価や内省が行われるようになりました。あんなに何も考えていないような人だったのにと、とても驚きました。服薬により、DMNとWMのつながりが適切に機能するようになったのではという推論が成り立ちます。つまり、服薬で内省や自我が深まり、社会脳機能が促進するのではと考えています。

まだ実験的に確認されているわけでもありませんが。そうだとすると、早期から服薬することも、その人にとっては大きなメリットになるのではないでしょうか。

Column 1

女性の場合、また大人になると多動性が見えにくくなることも

成長とともに多動性が抑えられることがある

ＡＤＨＤは女の子より男の子に多く見られる発達障害だと言われています。確かに、その通りだと思いますが、その原因はまだよく分かっていません。ただ、本当はＡＤＨＤなのに、それに気づかれない女性がいるのです。

その傾向がいちばん顕著なのは多動性が見られないＡＤＤ（注意欠如障害）の場合です。多動や衝動性がほとんどなく、不注意しか特性がないというタイプは女性に多い発達障害です。また、大人になってもＡＤＨＤの特性を持っている人は、そのほとんどがＡＤＤと言ってもいいでしょう。多動や衝動性は年齢とともにおさまってくるものの、不注意という特性は残っているからです。

片づけられない、時間にルーズなどといった特性があっても、たんに「だらしがない性格」「しつけの問題」だとされて、発達障害が見逃されてしまうケースが多いのです。

大人になると、配偶者から家庭人失格のレッテルも

子ども時代のＡＤＨＤの特性のうち不注意だけが残っている「大人のＡＤＤ」では、総じて配偶者（夫がＡＤＤなら妻、妻がＡＤＤなら夫）からの評価は低くなりがちです。その結果、離婚の割合が高くなるか、そこまでいかなくても配偶者から「家庭人失格」のレッテルを貼られてしまう人も少なくないようです。

女性の場合、母親との葛藤も問題になります。母親が「だらしない娘」だと考え、「私がいなければ」と娘を支配下に置こうとする例がよく見られます。母親の監視の下、自我を確立できないまま育った娘は、母親の呪縛からなかなか逃れることができません。結果、大人になってうつ状態になったり、結婚生活がうまくいかなくなったりすることがありますし、子どもにもうまく対応できず、母親から「ダメな親」とのレッテルを貼られてしまうことになります。

第2章

ADHDの子どもとのつきあい方

ＡＤＨＤの子どもたちは、大人のサポートを必要としています。自分ではどうしようもない特性のために、彼らは生きづらさを感じているのです。その生きづらさを少しでも除いてあげましょう。では、そのために親はどう接したらいいのでしょうか。あわせて園や学校の先生たちのことにも触れてあります。

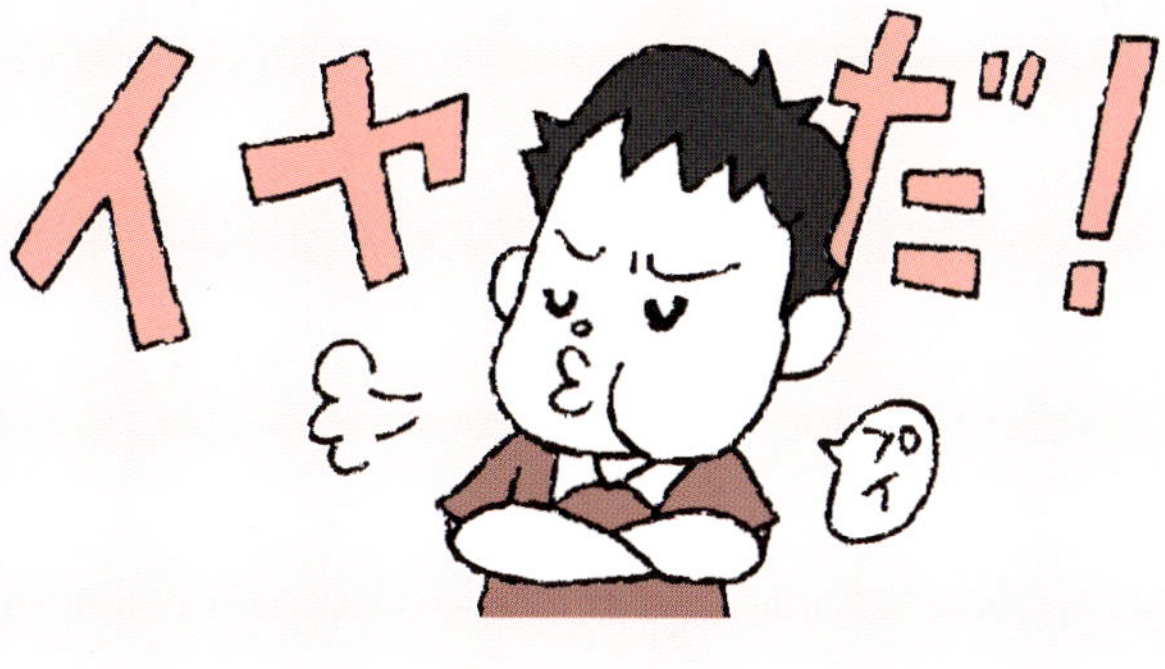

親にできること

「困った子」ではなく「困った行動」と考える

「困った子」と考えると、その子の人格まで否定したように聞こえませんか？　発達障害の子とのつき合い方で必要なのは、「困った行動」と考えること。つまり、その子の人格を肯定することです。

✕「ダメな子」だと考える

ADHDの影響で、整理整頓が苦手な子に対して、親が「ダメな子」と思って叱ると、人格の否定につながる。

人格を否定する

本人の努力不足で問題が起こっていると考え、その子の人格を否定するようなしかり方をする。

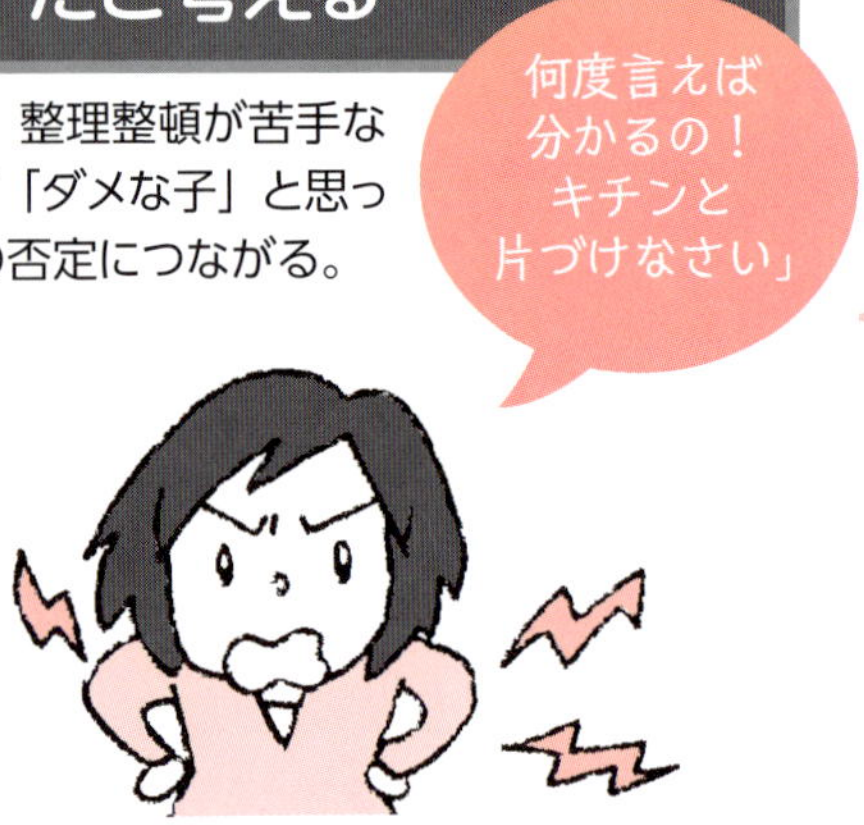

★ADHDを理解すること

まず、ADHDを正しく理解することが親には求められます。少しでも早めに専門機関で診断を受けることですが、それだけではなく、親自身もADHDへの知識を深めることです。そのうえで、親の会、サポートグループ、ソーシャルワーカーへの相談、インターネットでの検索、本などを通して、どんなサポートが自分にできるのかを知ってください。少しでも多くの知識を得るほど、子どもへの接し方はよくなります。

ただし、ここで注意したいのは、知識を得るのがいいと言われると、そちらにばかり目が向いてしまいがちになるということです。いわゆる頭でっかちになって、肝心の子どもにゆとりを持って向き合うのを忘れてしまっては、本末転倒です。少し進んだら、ちょっと立ち止まってください。ふだんの生活の中での子どもへの対応は、実際は地味で根気のいるものなのです。どんな対応策も、たちどころに成果が期待できるものではありません。一つひとつの目標は小さなものでも、それを達成することを続けるうちに、社会に適応する力がついてきます。まず、かわいいところがあると思えるようになれるといいのですが。

「その行動はダメ」だと考える

注意されれば子どもはつらい気持ちになる。そのフォローの意味も込めて、愛情を持っていることを言葉にして伝える。

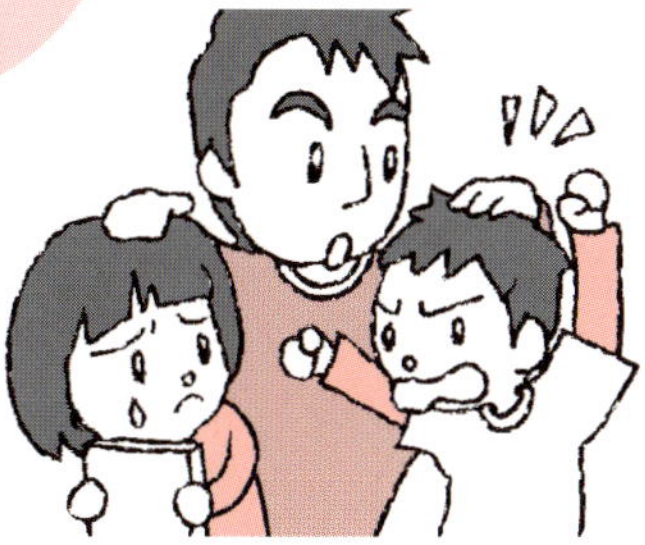

人格は肯定する

注意するときに、嫌っているわけではないことを伝える。「ママはあなたのことが好きよ」などと、人格への肯定的な言葉をかける。

問題行動を否定する

ADHDの影響だとしても、好ましくない行動をとったら、その場で注意する。「刃物で遊ぶと、ケガして危ないよ」「順番は守って、○○くんの後に並ぼうね」など、困った行動を明確に示す。

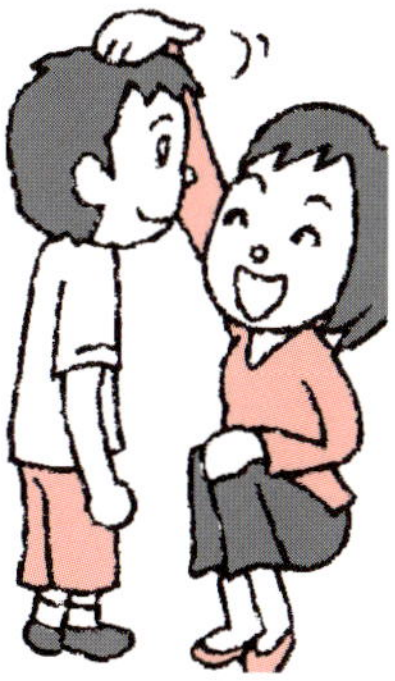
今日はうまくできなかったけど、応援しているよ

特性を理解する

ADHDの特性を知ることで、問題行動の背景がより深く理解できる。医師などに相談して、注意の仕方を教えてもらうのもよい。

本人の思いを聞く

ただ注意するだけでは状況は改善しにくいもの。本人に、「どうして○○したの？」と聞き、真意を確認すること。誤解があったら解消しておく。

人格を責めてもなにもよくならない

発達障害の子どもは、苦手なことを注意されても、改善できない場合があります。それが親にとっては、不満の種になりがちです。多くの場合、本人も自分を変えられずに苦しんでいます。しかし、なかなかそれが理解できずに、本人の努力不足だと誤解して、つい「こんなこともできないの」とか「あなたって、ダメな子ね」などと叱ってしまいがちです。

こんなふうに人格を否定するような言われ方をすると、本人はどうしようもありません。「困った子」ではなく「困った行動」だと考えることです。困った行動をしたときは、その理由をきちんと述べて注意するようにしましょう。本人の思いも聞き、何をどうすればいいのかを具体的に言ってあげることです。

親にできること

「失敗体験」を減らしてあげる

子どもの心に傷を残すような「失敗体験」は、できるだけ減らすようにしたいものです。発達障害を持つ子にとっては、「やっぱり僕はダメだ」という記憶につながり、いいことはありません。

★成功したときは思いきりほめてあげる

子どもの態度や行動を適応性のあるものに変えていくには、じっくり時間をかけ、つねに前向きな姿勢と行動力を保ちながら、ねばり強く取り組まなければなりません。特に忘れてならないのは、心に傷を残すことにつながる「失敗体験」をできるだけ減らせるように、子どもを導いてやる気配りと心のこもった対応が必要だということです。

たとえば、幼児期や学童期の子どもに対しては、次のようなことから始めてみましょう。

(1) 日常行動のパターン化の徹底

生活の枠組みを立て、子どもの日々の行動スケジュールを示しましょう。朝起きる、顔を洗う、食べる、幼稚園や学校へ行く、宿題をする、寝るなど、日常生活の中心を占める基本的な行為を毎日、同じ順序で同じ時間にするように指導してください。

朝起きてから一日の間にすることが分かるように、簡単なスケジュール表(時間割表)を作って、「○時になったら、これをする」「次には何をすればいいのか」が示されれば、行動しやすくなるかもしれません。

こうすることで、子どもは自ら考え計画を立てなくても、決まった行動はできるようになります。ただし、強制したり、子どもの自発性や自主性をそこなったりするような指導になってはいけません。

(2) 刺激の多い場所はできるだけ避ける

デパートやスーパー、遊園地、スポーツ施設など、人で混雑し、騒音や刺激の多い場所はできるだけ避けてください。特に衝動性が強い子は、外からの刺激に影響を受けやすいものです。どうしても連れていくときは、あらかじめ子どもにどんな場所に行くか言い聞かせ、心の準備をさせるか、外からの刺激を少なくさせるものを利用するのもいいかもしれません。

（3）ほめることを第一に考える

よい行動をしたときには、ほめて抱きしめてやってください。また、ちょっとしたごほうび（ポイントカード、キラキラ系のようなものを作って、はんこやシールを貼るなど）を与えるなどを心がけてください。ADHDの子どもたちは、いつも困った行動（失敗体験）をしたときだけ、親に注目されがちです。子どもはいつも愛情を欲しています。ちょっとしたことでもほめられ、ごほうびをもらうと、うれしいと感じるものです。

※

このような普段のちょっとしたなにげない対応を根気よく続けることで、思春期に入ると問題化しやすい「自己評価の低下」を防ぎ、よりよい自分を描ける「自己評価の高い」子どもへと成長していくことができます。

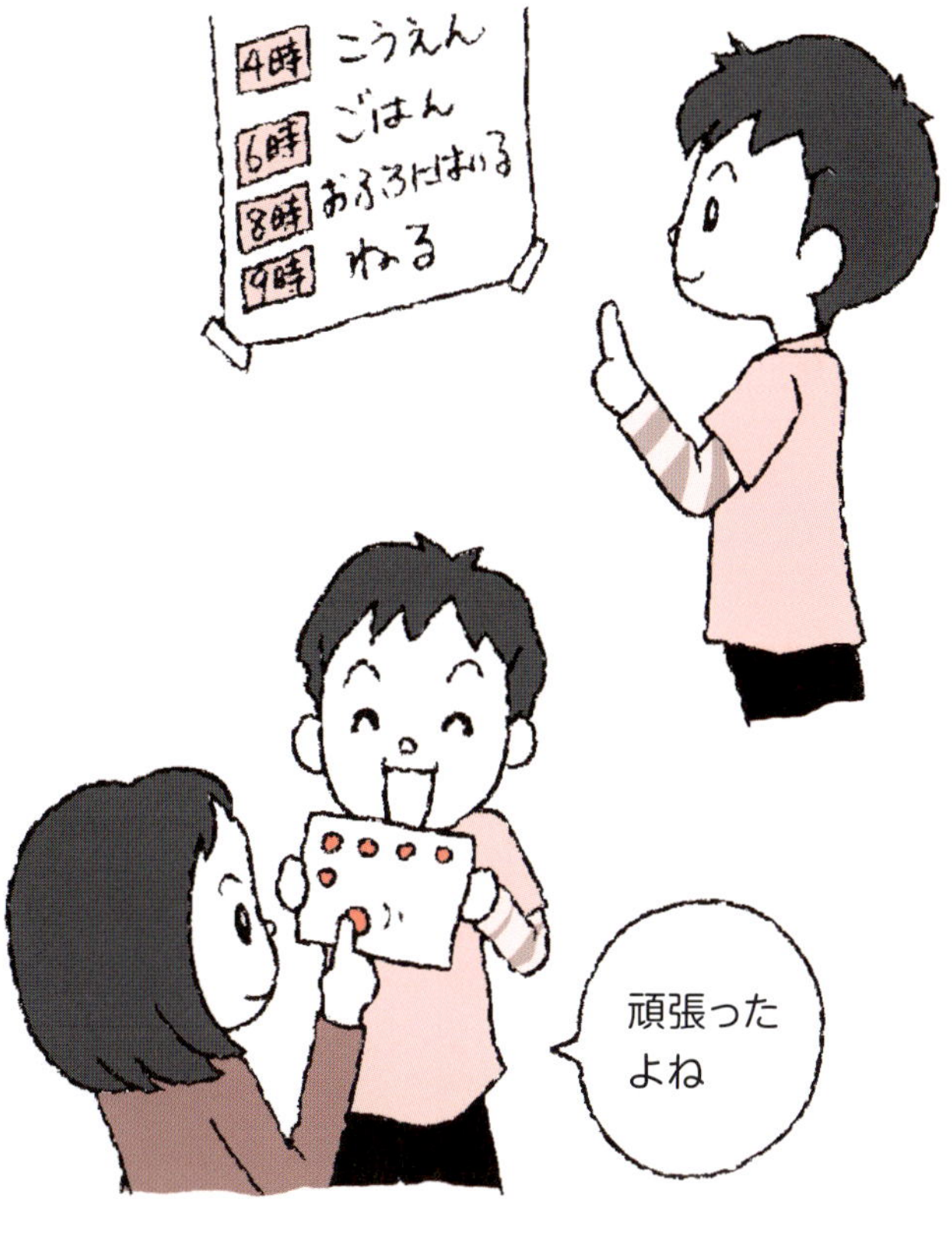
4時 こうえん
6時 ごはん
8時 おふろにはいる
9時 ねる
頑張ったよね

親にできること

さまざまな支援機関を利用しよう

発達障害を持つ子どもを支援するために、さまざまな公的機関や施設があります。子育てに悩んだり、学校生活で困ったことがあったりしたら、ぜひとも利用してみましょう。

★一人で悩まず、まず相談を

小学校の入学前にも入学してからも、ＡＤＨＤの子どもにはさまざまな支援が必要です。そうした支援を保護者だけで与えようと思っても、現実的にはなかなかむずかしいものです。公的機関にも子どものことを相談できるところがありますから、そうしたところを積極的に活用しましょう。

入学前には、各市町村にある保健所や保健センター、児童相談所で相談できます。小学生・中学生の場合は、教育相談所、児童相談所の他に各都道府県に設置されている精神保健福祉センターがあります。ここでは、心の健康相談（引きこもり、精神障害相談など）を行なっています。

また、学校の中でも支援体制を作ってもらうことができます。特別支援教育コーディネーターという役割の先生に相談しましょう。特別支援教育コーディネーターは、校内委員会と相談して医療機関や福祉機関、専門家の紹介や調整を行なってくれます。入学したら積極的に相談してください。

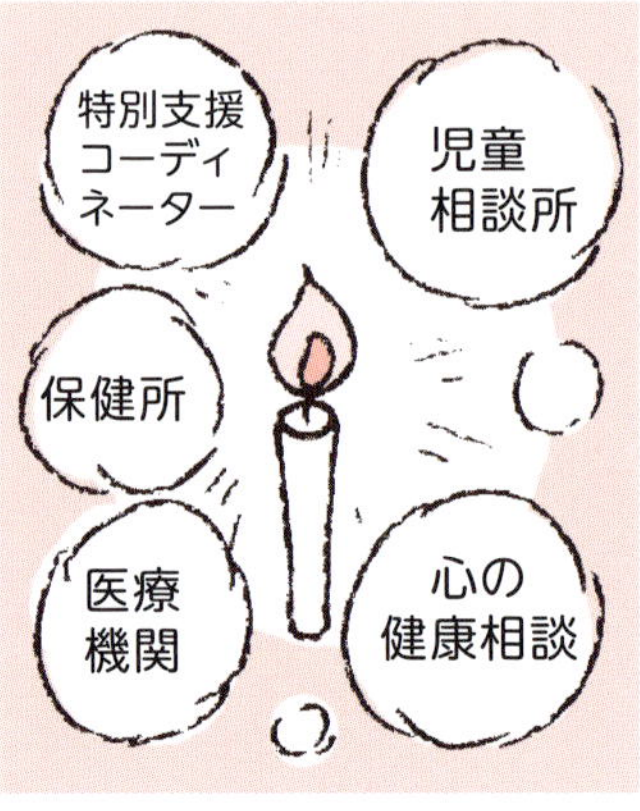

この本の巻末にも、医療機関や親の会などの紹介をしておきました。参考にしてください。くれぐれも、一人で抱え込まずに周囲の協力を求めることです。声を上げることは恥ずかしいことでもないし、子どものことを考えると、まず親がラクになることです。

相談できる公的機関

保健／医療機関

地域の保健所や保健センターでは、子どもの発達の相談に乗ってもらえます。乳幼児だけでなく、学童期でも相談できます。医療機関では小児神経科や児童精神科が専門に診てくれます。近くにそうした専門の医療機関がない場合は、まず、かかりつけの小児科医に相談しましょう。

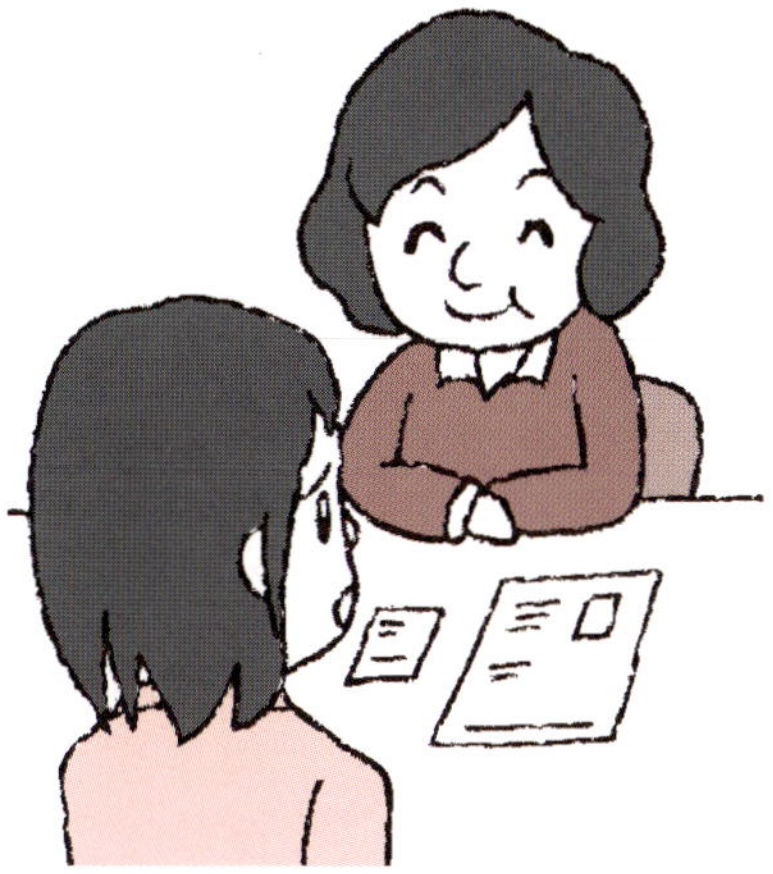

精神保健福祉センター

心の健康相談（引きこもり、精神障害など）の窓口で、各都道府県に一つ以上は設置されています。

発達障害者支援センター

発達障害児（者）への支援を行う専門機関。保健、医療、福祉、教育、労働などの関係機関と連携し、発達障害児（者）と、その家族からのさまざまな相談に応じ、指導と助言を行なっています。

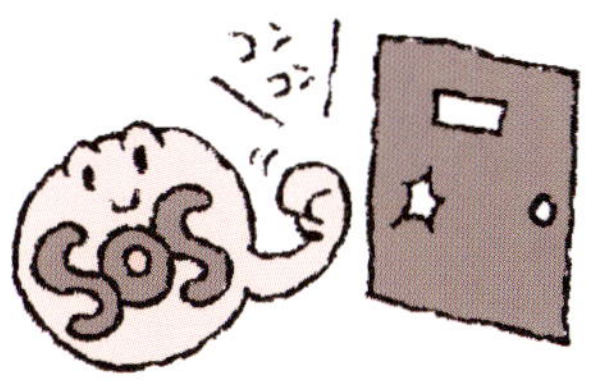

児童相談所

各自治体に設置してあり、18歳未満の子どもに関するさまざまな相談に応じる機関。教育や生活全般、子どもの発達状況や障害への相談や悩みなどに幅広く対応しています。

大学の研究室に併設された総合相談センター

発達障害に関する相談窓口を持っている大学もあります。
例：東京学芸大学教育実践研究支援センター

親にできること

園や学校に積極的に働きかける

ＡＤＨＤという発達障害については、幼稚園や学校に上がる前に、きちんと先生に理解しておいてもらいましょう。先生と親とは二人三脚で、その子を見守り、導いていく役目を背負っているのです。

まずは、丁寧な説明を

まず、ＡＤＨＤというのはどんな発達障害なのかを、子どもの養育や教育にたずさわる人たちにきちんと理解してもらいましょう。

最近は、発達障害への世間の理解も以前とくらべると深まってはいますから、変な遠慮などは無用です。とはいっても、すぐに全部を理解してもらおうというのは、少し無理があります。丁寧に説明することです。こんなことが苦手です、こういうときは落ち着きをなくしがちです、忘れ物が多いのはＡＤＨＤの特性なので家庭でもフォローします、といったようにより具体的にその子の様子を伝えるようにしましょう。

その場合、気をつけなければならないのは、相手の反応をしっかり見極めるということです。単に、わがままな子を特別あつかいしてほしい、この子は発達障害だから目をかけてほしいなどと、勝手な親だなと思われていないか、です。どのように説明すれば、子どものためにも誤解されずにきちんと受け止めてもらえるかを、よく考えたうえで行うということです。さもないと、ときに差別につながりかねません。

担任の先生には必ず特性を理解してもらう

小学校に入ると、子どもと接する時間が最も長いのは担任の先生でしょう。担任の先生も、クラスの子のことは、一人ひとりきちんと把握しておきたいと思っているはずです。ですから、担任の先生とはできるだけ話し合いを持ちましょう。

子どもに対して、どのように接す

ればうまくいくのか、互いに理解を深めることが大切です。そして、環境の整備にも協力してもらいましょう。

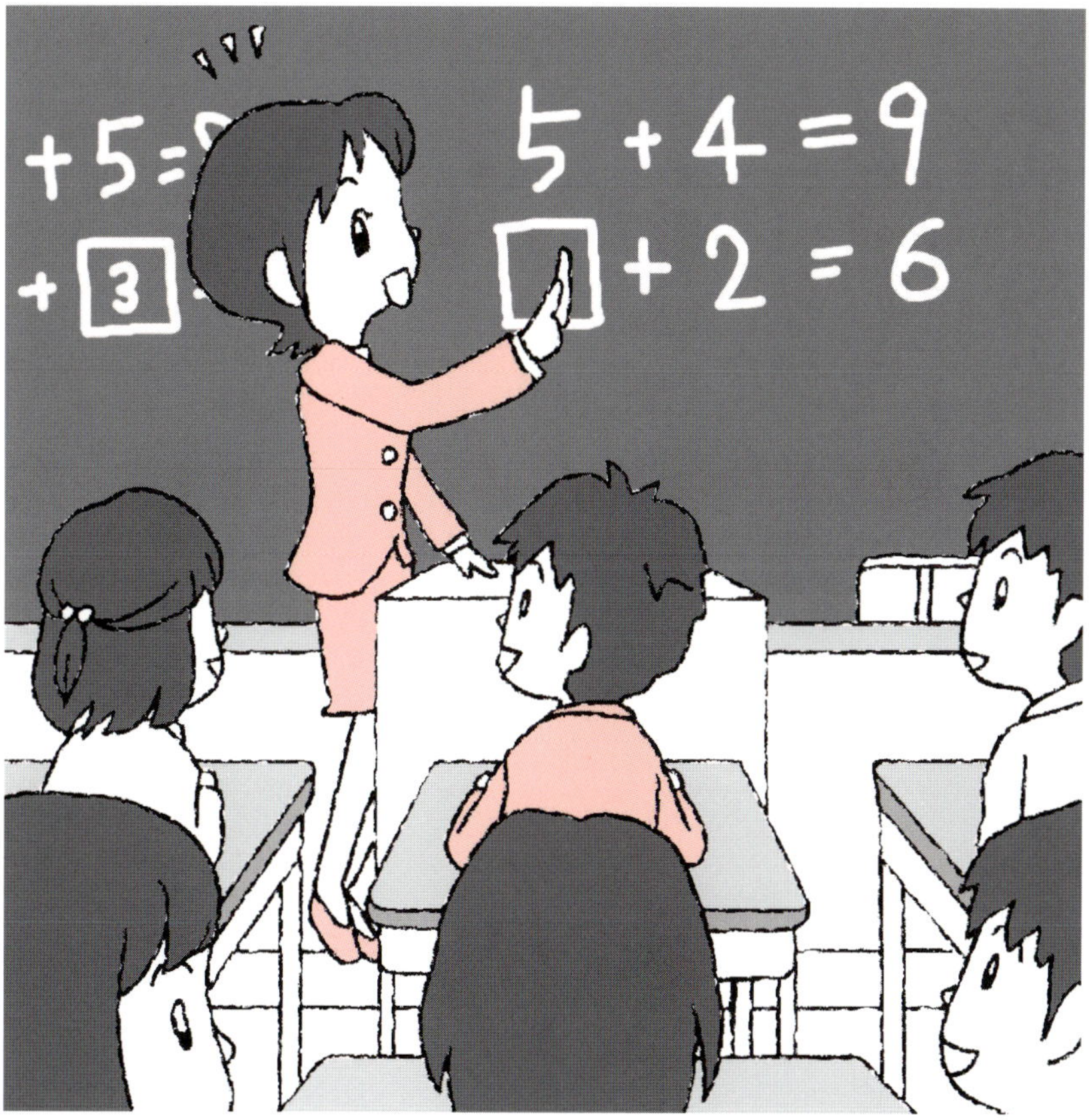

たとえば、教室では外部からの刺激を受けにくい最前列の真ん中の席にしてもらう、周囲に余計なものを置かないようにしてもらう、授業中はできるだけ本人に注意を促す視線や言葉かけを意識的にしてもらう、などを先生にお願いしてみてください。

また、子どもの学習を見ていくときには、どのように進めていくべきなのかも先生と相談しましょう。初めから高い目標を設定しないで、いくつかの段階を作って各段階にごとに目標を作ることが、ADHDの子どもにとっては欠かせないことになります。一段階前のことがしっかりとできていなければ、次の段階の新しいことをきちんと学ばせることはできません。

そして、手近な目標をクリアできたら、必ずほめることです。これは、先生にも必ずそうしてもらうようにお願いしておきましょう。

親にできること

本人にはいつ伝える、どう伝える

時期を見て、子どもにも発達障害のことを説明する必要があります。ADHDという診断名を伝えるのは、中学に入ってからでもいいでしょう。その際に注意しなければいけないことがあります。

★本人に伝えるのは小学校の3、4年生になったころ

いずれ時期を見て、子どもにはADHDだということを説明しなければなりません。ただ、あまり小さいうちに話しても、なかなか理解できないものです。前章でも書きましたが、子どもが自分の特性に気づくのは、小学校の3、4年生ごろです。ですから、そのころになってから、本人に説明するのがいいでしょう。

説明するのに「あなたは、ADHDという発達障害なのよ」などと障害名を告げる必要はありません。まあ、子どもにそこまで言っても、なかなか理解するものでもないでしょう。他の子にも言ってしまい、よその親から差別的対応をされることが起こることもあります。

たとえば、次のような言い方で伝えてください。

「あなたのこんなところがいい点で、こんなところはダメだね」「いいところは、やろうと思ったらすぐにとりかかるところ」「でも、じっくり取り組んで最後までやるのは苦手だよね」「一度にいろんなこともできないよね」というような言い方で、本人の特性を伝えてください。

どんな親でも、自分の子どものころを振り返ってみれば分かるように、誰だって完璧な人はいません。みんないろんなコンプレックスを持っていたはずです。ですから、自分のそのような経験を、まず話してやるのもよいかもしれません。親も同じところがあると思ってもらえれば、案外、悪いところを言っても受け入れてくれるものです。実際にADHDという診断名を伝えるのは、中学に入ってからのほうがよいでしょう。そのぐらいの年齢になる

と、診断の意味をある程度、理解できるようになっていると思います。もし、中学生になってもADHDだということをはっきり説明せずにためらっていると、服薬も拒否し、子どもは自分の行動をセルフコントロールする能力を学べないままになってしまいます。

★周囲の理解が子どもの生きやすさを呼ぶ

発達障害であることを話してしまうと、新しい心配が生まれます。それは、ADHDだということを隠れみのにして、「やらないこと」を「できないこと」の言い訳にするのではないか、という心配です。その見極めは難しいかもしれませんが、これはADHDの子どもへの対応にとって大切なことなので、日々の言動に留意し、じっくりと見守る中で、慎重に判断してください。

子どもに説明するのはとても大切なことですが、残念ながら、一般的にはまだまだ日本では、欧米と異なり発達障害というと、特別な目で見られがちです。そもそも、親をはじめとして、その子に関わりがある人だとしても、どんな障害なのかをきちんと知らないということに原因があるのかもしれません。

ですから、親がわが子のためにひたすら努力することも大事ですが、周囲の人にADHDを正しく知ってもらうことが、偏見を取り除くいちばんの近道です。大人のADHDの本も読んでみましょう。

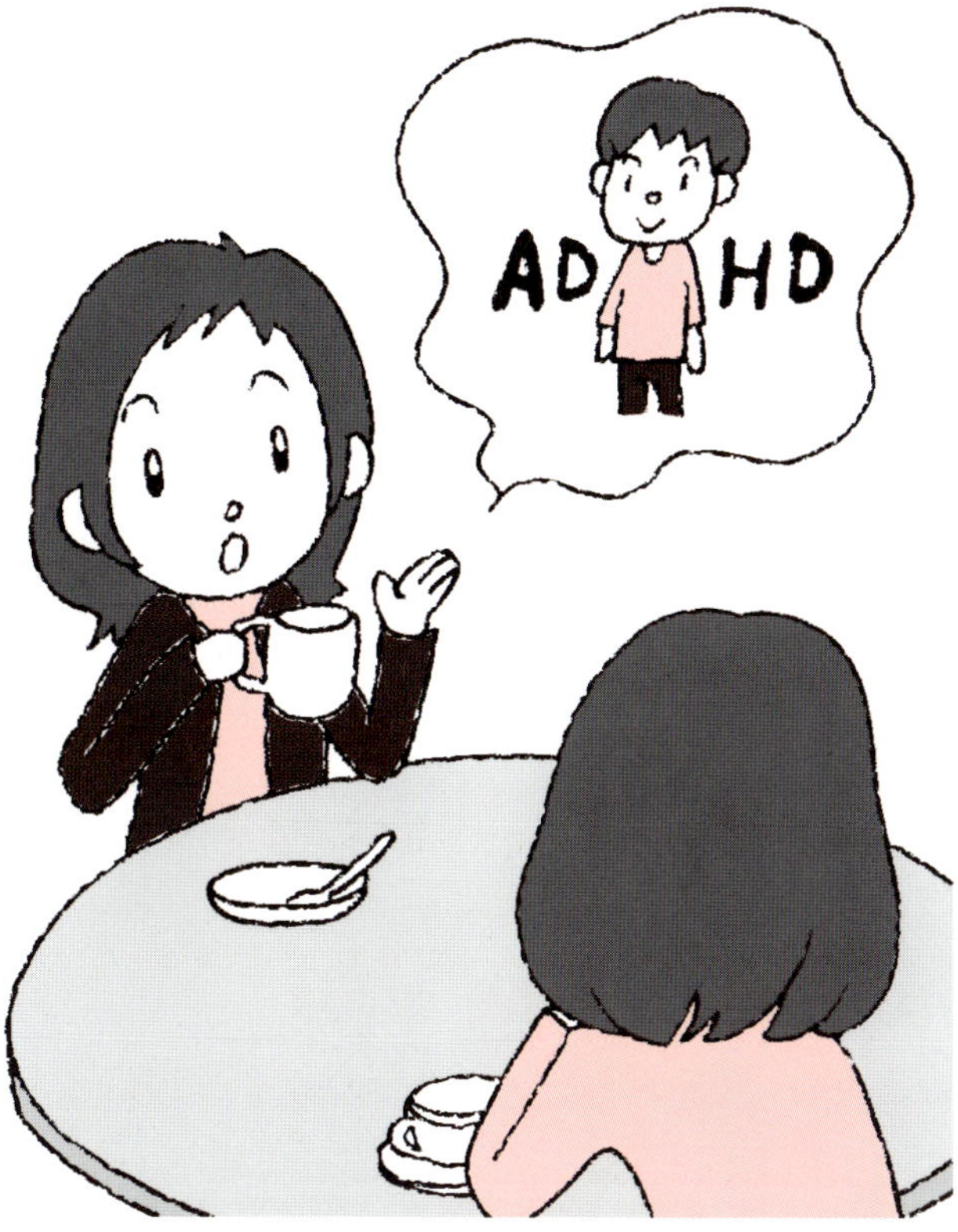

親にできること

友だちの大切さを教えてあげる

学校に行く重要な理由に、友だちができるということがあります。どうしても周囲から浮いた存在になりがちなＡＤＨＤの子。そんな子に、友だちづきあいの大切さを伝えてあげたいものです。

★友だち作りは社会生活を豊かにしてくれる

最近、仲間とのつきあいや学校の先生との密接な関係など、好ましい社会関係を維持することに、何か大きな問題を持っている子が増えているような気がします。冗談が通じない、からかわれているのが分からない、うまく会話ができない、人の表情が読めない、人の立場で考えられない……こうしたことが、良好な社会関係を維持するうえでの障害となっているのです。

社会関係の中で、相手に受け入れられるために効果的に行動する能力（ソーシャルスキル）は、学校などの集団に適応して社会生活を豊かに

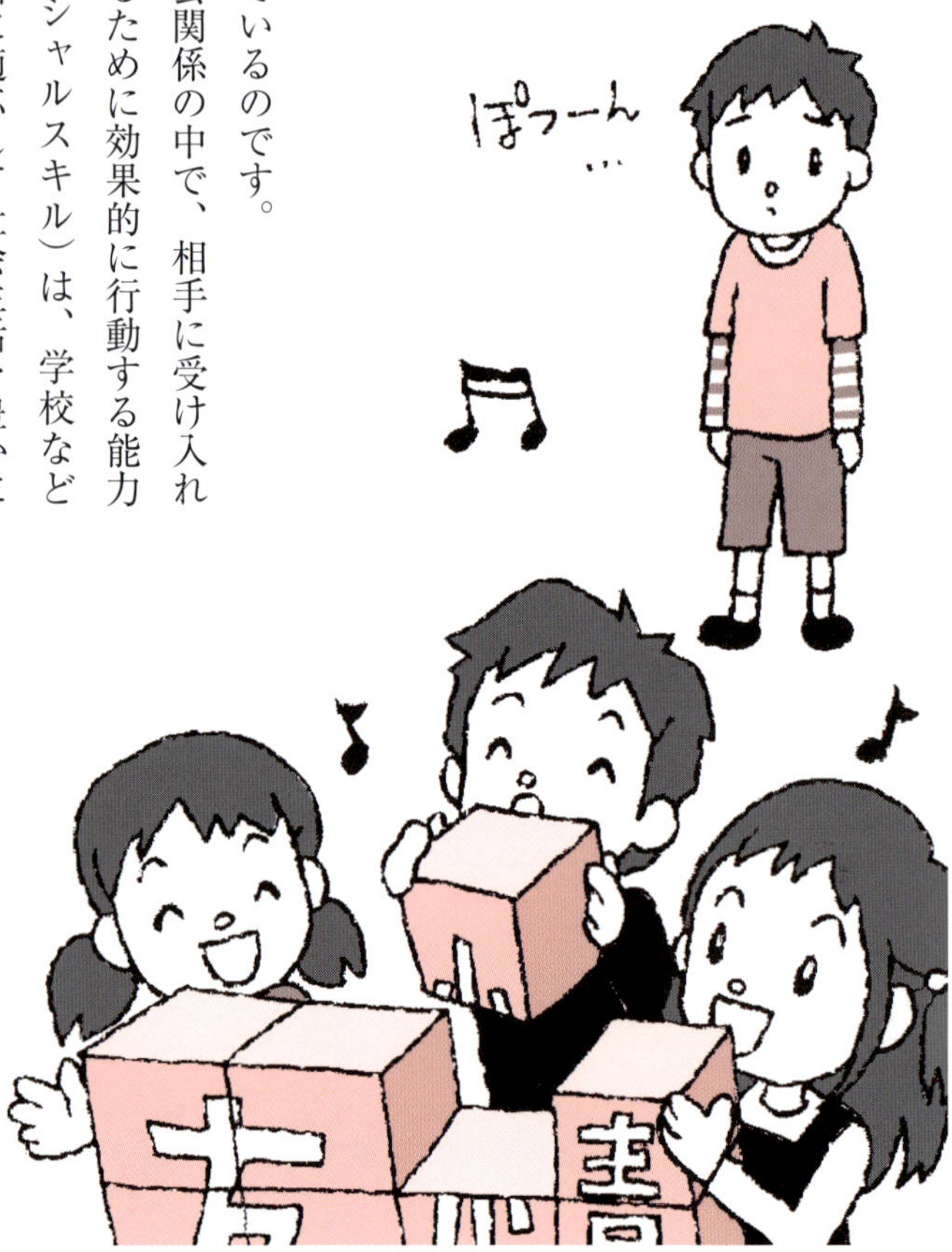

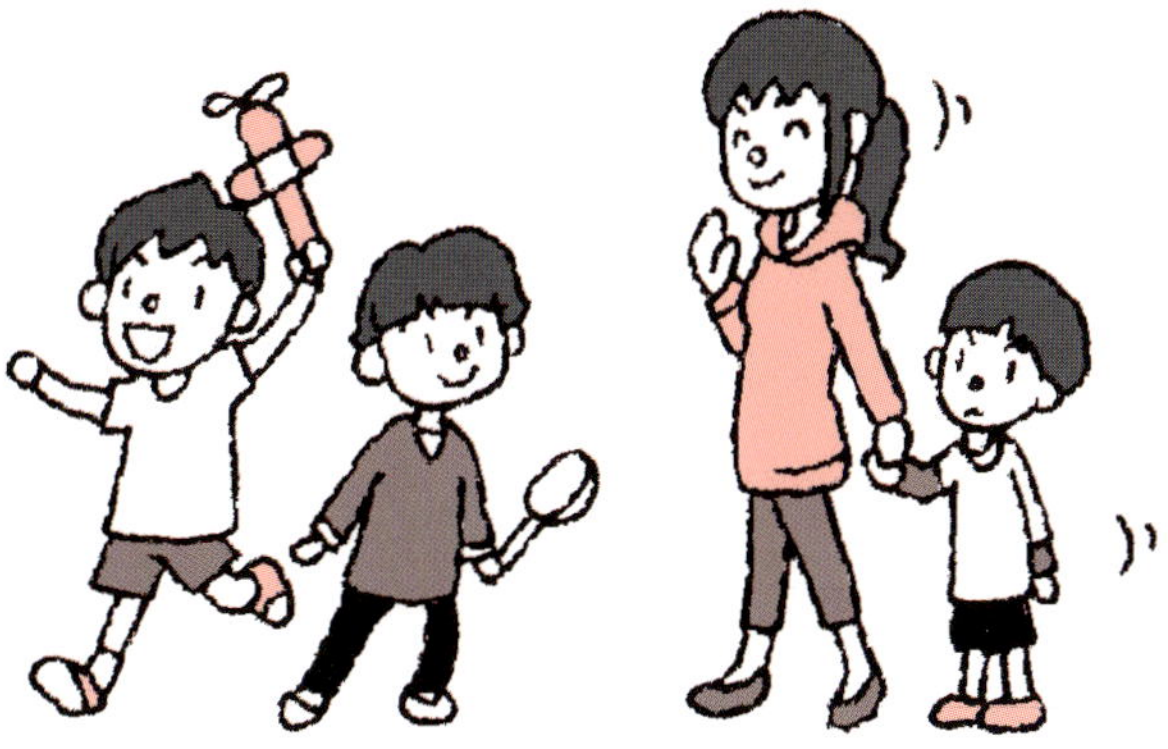

するうえに不可欠であることが知られています。

小学校低学年の段階で、適切な社会的行動を身につけるのに失敗すると、仲間から疎外されやすく、思春期（児童期後期から青年期）になって、いじめや不登校、非行などの適応上の問題を体験することになりやすい、とも言われています。

★ ADHDの子は友だちを作るのが苦手

小児期の発達のあらゆる段階で、仲間から受け入れられるためには、社会的な場面で効果的に振る舞うためのスキル（認知、言語、行動能力）が必要です。

自然に仲間に受け入れられる子どもたちは、友だちを作るいろいろな方法を自然と身につけていて、クラスで一人ぼっちになりやすい子にくらべ、互いにじょうずに意思を伝えあうことができます。彼らは仲間同士で互いに助けあい、ぼんやりすることもなく、集団活動に積極的に参加します。また、他の子どもの行動に共感し、努力をほめ、困っているときは手を差し伸べて励ましたりもします。彼らは必要に応じて、自分の行動を調節することができるのです。

このように効果的に行動する能力が、友だちや学校の先生との関係を作るのには、とても大切なのです。ＡＤＨＤの子どもを持つ親は、このような社会関係の中で効果的に行動する能力を身につけさせるように、注意を払わなければなりません。できるだけ小さいうちから、相手の立場になって考えることや友だちづきあいの大切さを教え、友だちが作れるように、生活環境を整えてあげなければなりません。そのための知恵を家族で出しあいましょう。「ごめんね、うちの子は勝手に見えるけれど、悪気はないの」といった、友だちへのフォローも必要でしょう。

また、同じ悩みを持つ親の会に参加したり、子育て支援センターや保健所、児童相談所などに出かけていって話し合い相談する、といった積極的な取り組みも大事です。

親にできること

さて、どれだけできていますか？

ＡＤＨＤの特性を持つ子への親の対応は、場面や状況で違ってきます。ここでは、基本的な対応を10ヵ条にまとめました。簡潔な言葉で示してあるので、その場に応じて臨機応変に対応してください。

親の基本的対応 10 カ条

ADHDの子どもへの親の対応、
その基本的な態度をまとめておきましょう。

1

まずほめること。
少しできるようになったら、
ときどきほめる。
特性が目立たなくなっても、
何かができたら必ずほめる。

2

目立つ欠点には
目をつぶり、
目立たない
長所をほめる。

3

自分はできるんだという
自信を育てる。

4

一度にたくさんの
指示を出さない。
今、やることは一つだけ
ということを念頭に。

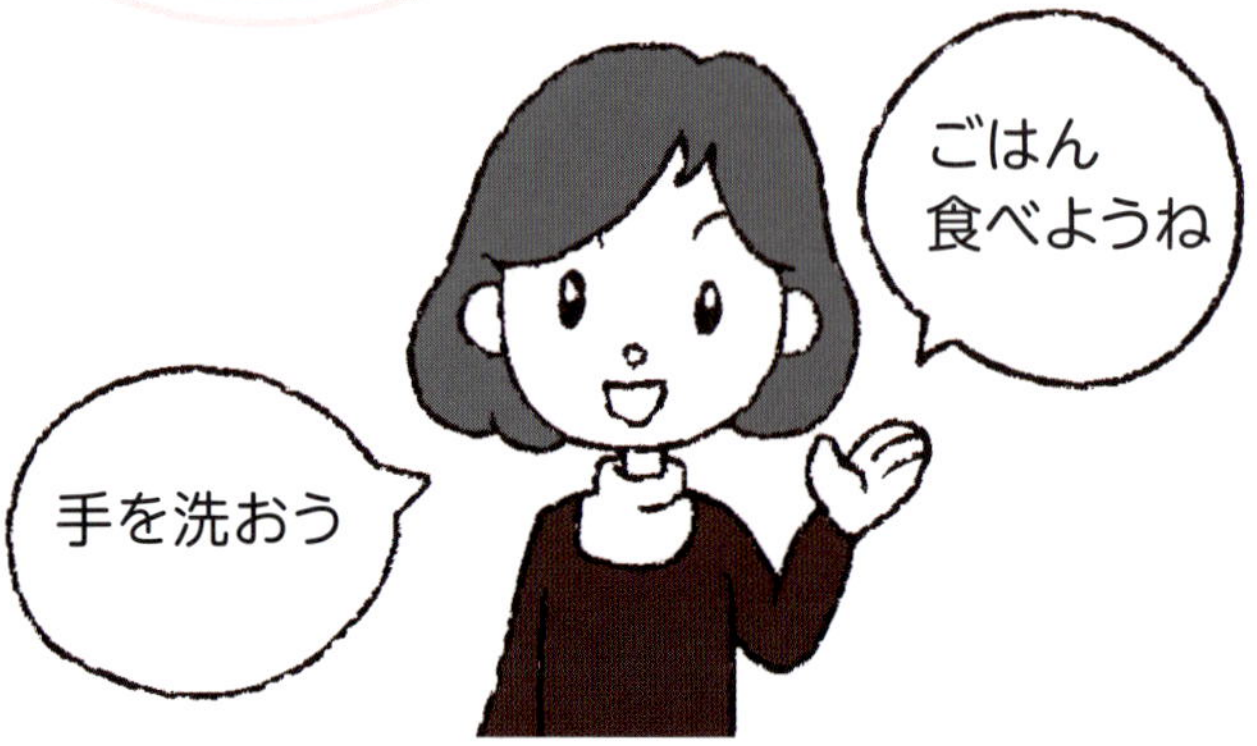

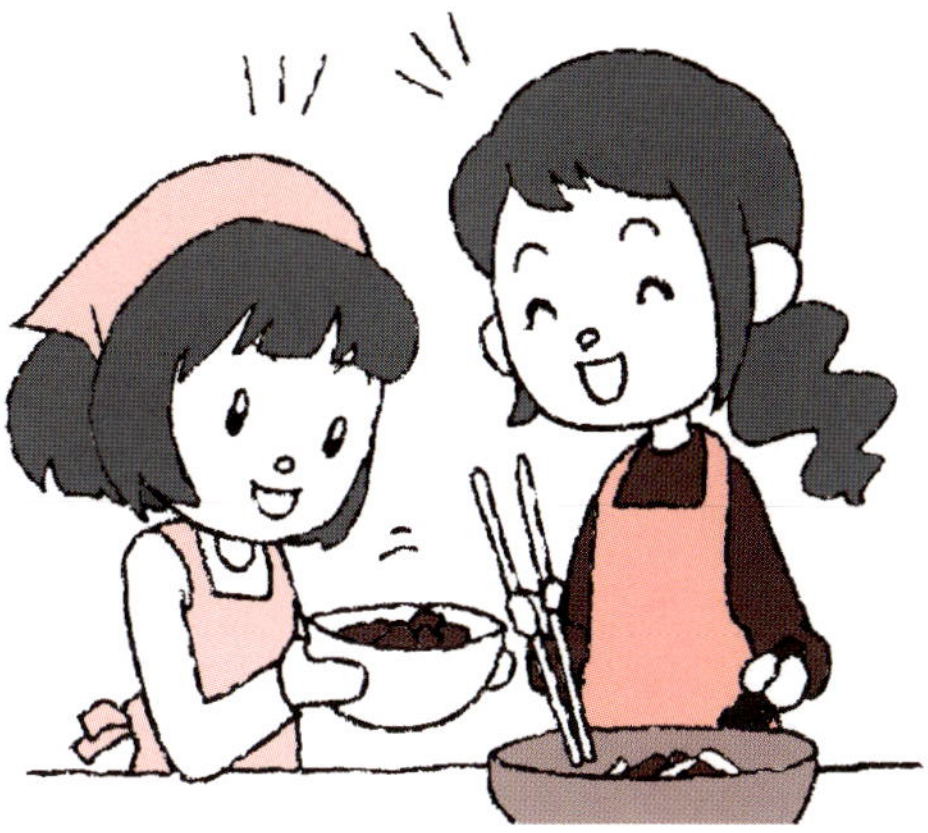

5

できるだけ
子どもの近くに行って、
**穏やかな声で
子どもの注意を
ひきつけながら話す。**

6

イラストや身振りなど
**目に見える形で、
具体的な指示を
与える。**

7

**他の子どもと
比較しない。**
他の子どものことを非難
するような無神経で否定
的な会話をしない。

8

自分の感情やその場の
雰囲気に左右されず、
一貫した対応をする。

9

予習より復習。
すなわち振り返り。

10

**家のお手伝いは
積極的にやらせる**
(ほめ言葉、感謝の言葉、
ちょっとしたアドバイスは
忘れずに)。

子どもに「失敗体験」をさせないようサポート

先生はサポーター役と思って、できないことは責めずに、できたことをほめてあげましょう。そうすることで、その子の心には成功体験が芽生えます。まず、味方だということを伝えましょう。

★ 行動の裏を読むこと

ADHDの子どもは、「失敗体験」の積み重なりもあって、少なからず心に傷を負っています。また、生活体験にとぼしく、多くの場合、親などの限られた大人しか知らないため、初めて出会う大人（幼稚園や小学校入学時の担任の先生）に対しては、なかなか信頼感を持つことができません。ですから「この先生は自分のことを分かってくれる。つまり味方だ」と信頼されることが教育や指導の第一段階として、先生にとっては一番重要なことになります。

幼稚園や小学校の教室では、ADHDの多動性や衝動性が問題になってきます。先生を中心とした集団指導がなされている中では、そうした特性は不適切と思われ、否定的な評価や叱責、あるいは無視につながりがちです。そうなると、子どもにとっての先生に対するマイナスイメージはいっそう強まってしまいます。特にADHDの子どもは、周囲の子どもたちや大人たちから「できるのにやらない」と受け取られやすく、「やっぱり自分はダメだ」という悪循環に陥りがちです。

その結果、「失敗体験」が積み重なり、挫折感や孤独感から、強い不安を抱くようになります。そのため、子どもはいやなことや不安から逃れたい気持ちが高まり、それが多動や衝動的な行動につながるのです。そして、一時的にいやなことや不安から逃れられたと感じると、多動や衝動的な行動のパターンがその子の中に定着してしまいます。

ADHDの子どもを理解するには、問題行動を頭から否定したり、しかったりするのではなく、その背景や意味を知ることが何より重要です。では、ADHDの子どもは、問

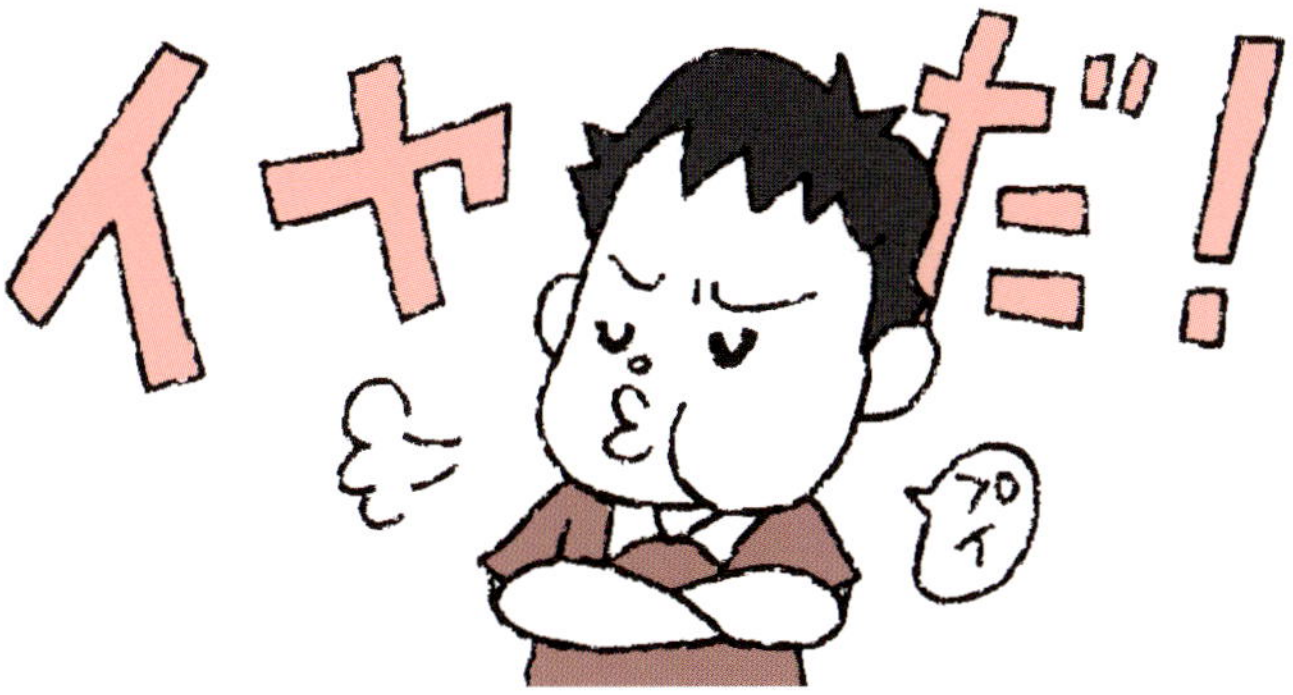

題行動を起こすことで、どんな効果を期待しているのでしょうか。代表的なものを挙げてみましょう。

(1)注目要求　先生や友だちの注目や関わりを求めたり、自分に気づいてほしいとき、奇声をあげたり多動になったりして、注意や叱責は無視する場合。

(2)ものや事態の要求　自分が一番になりたくて、先生や他の子が提案したことに反対する場合。

(3)逃避　苦手な課題に対して、文句を言ったりごねたりすることで、課題から逃げる場合など。

(4)防衛　自信がなく不安な状態のときに、何か特定のもの(危険なもの)を所持したり、身につけたりすることで、不安から自分を守ろうとする場合など。

★先生はサポーター役

そうした理解のもとに、もし、子どもが困った行動をとった場合、先生はどうしたらいいのでしょう。また、困った行動をとらせないようにするためには、どのように指導したらいいのでしょうか。子ども自身が発達に応じて、さまざまな社会性を学んで、適応力を身につけていくには、時間がかかります。そのサポートをしていくのは、親を除けば最も子どもと接する機会が多い、園や、学校の先生の役割だと考えてください。

具体的にどう接すればいいのか、基本的なことを述べておきます。

①肯定的な言葉づかいをする(〇〇はできるよね。だったら××しようよ)。②すべてにさりげなく対応する。③子どもの近くに行き、落ち着いた調子で話しかける。そのとき平たんで、ゆっくり、文章の最後を上げないこと。④その子の実態に関する情報を親から聞き、本当に望んでいることは何かをつかめるようにする。⑤どんなことが起こっても、あわてずに平然と対応する。⑥してはいけないことに対しては、曖昧な態度はとらない。

以上のようなことが求められます。

先生にできること

乱暴で落ち着きのない子への対処法

落ち着きがない、すぐにカッとする、順番を守れない……ＡＤＨＤの子は先生を困らせるかもしれません。話しかけ方、教室の環境整備など、いろいろな方法で問題行動への対応を。

★触られるのをいやがる子

ＡＤＨＤの子どもたちの中には、他人に触られることを嫌う子がいます。ちょっとした触覚刺激（他人に腕をとられたなど）が、神経をさかなでして、カッとなり乱暴な行為をすることもあります。

　このような場合は、やさしく抱きしめてあげるとか、やわらかなブラシで手や足をこすって、過敏になっている神経をなだめてあげるようにします。また、軽い圧迫感をいつも

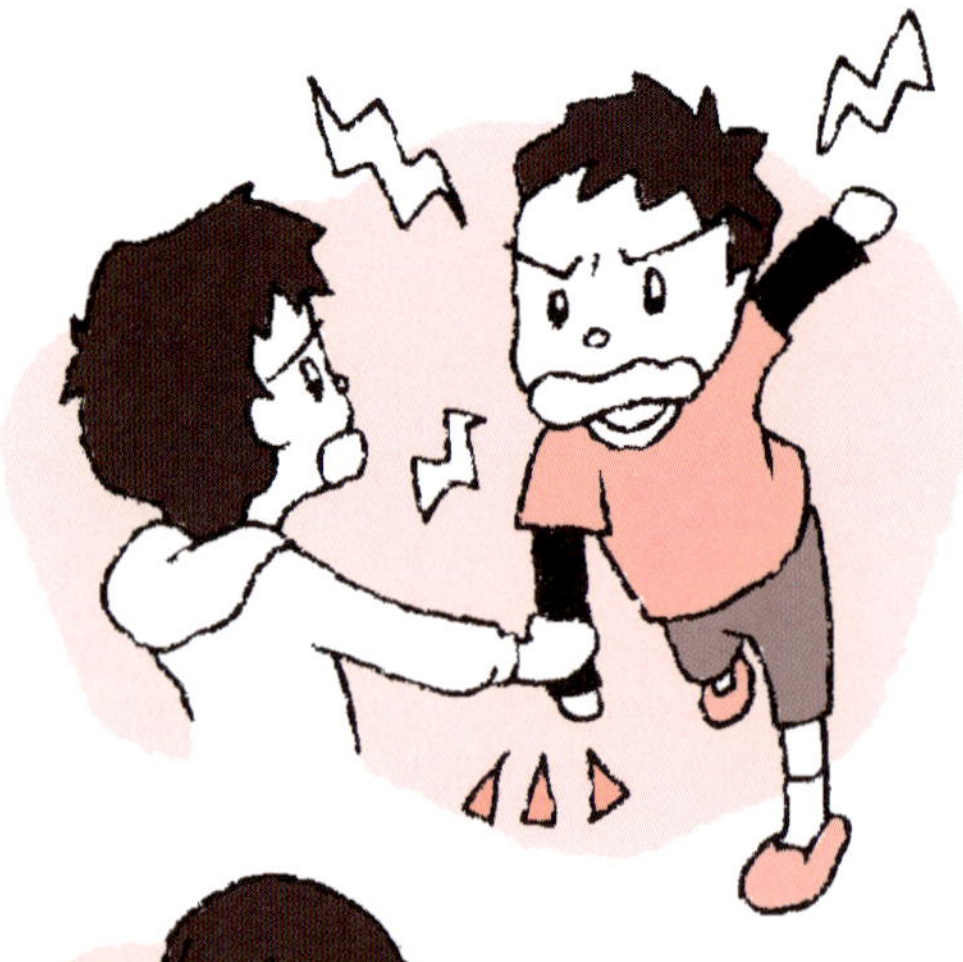

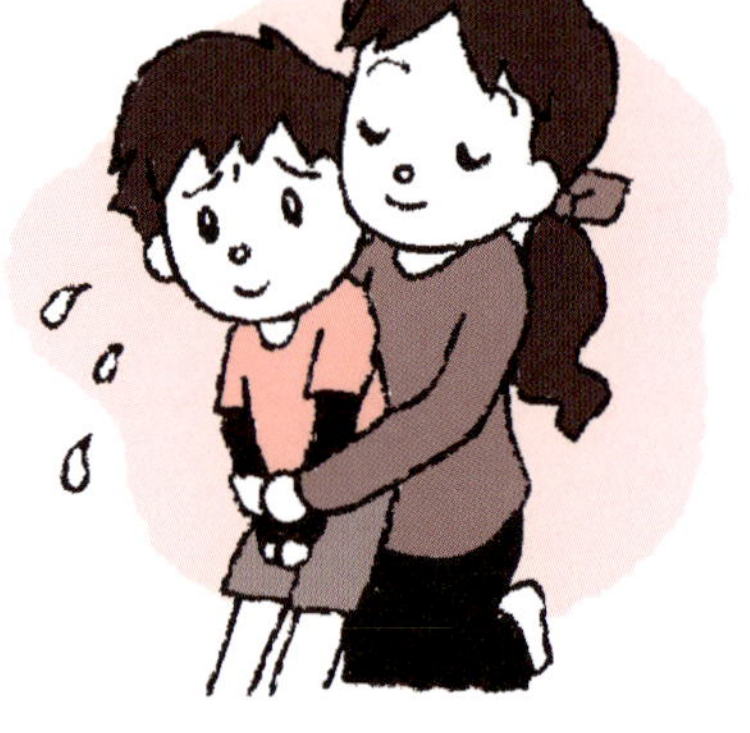

与えておくという意味から、手くびにサポーターをつけておくのも有効です。

★落ち着きのない子

落ち着きがないというのも、ＡＤＨＤの子の特性の一つです。外からの刺激をじょうずにコントロールしながら受け入れるのが苦手なので、多動が目立ちます。また、外からの刺激に対して「過敏な場合」と「鈍感な場合」とがあります。

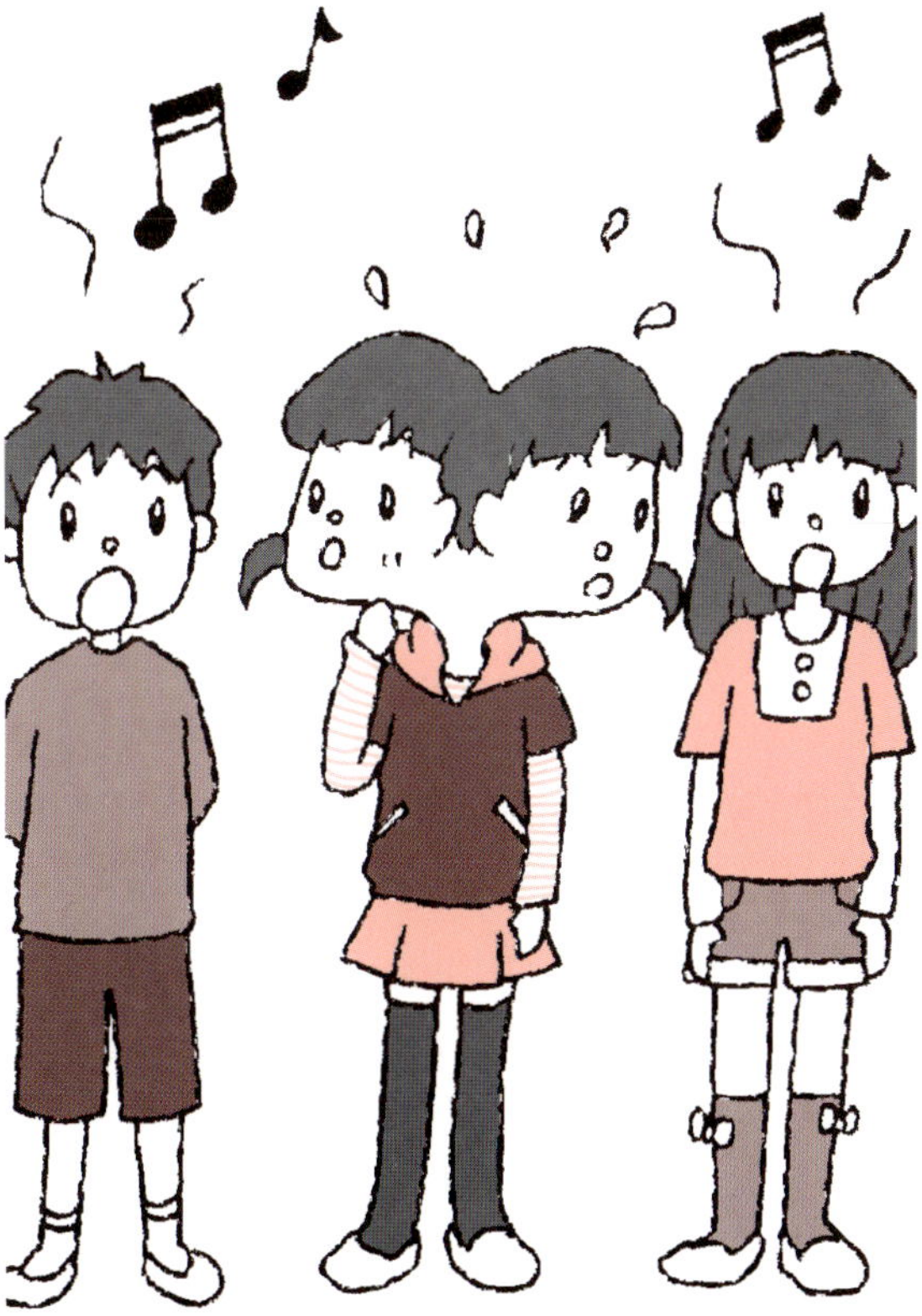

「過敏な場合」は、さまざまな刺激の中から必要なものだけを取り入れるということができません。ちょっとした刺激にもすぐ反応して、多動になってしまいます。騒音などの刺激が多い環境から遠ざけるのはもちろんですが、高ぶった神経をしずめるために、ぎゅっと抱きしめる、手や足を先のほうからもんであげる、やわらかいブラシでこすってあげる、などを繰り返すと過敏性が収まってくることもあります。

「鈍感な場合」は、感受性を高めるために、自分をもっと目ざめさせようとして自ら刺激を求めるような状態になります。そのため、あちこち無目的に動くことから多動になってしまいます。このような場合、注意や集中が必要な時間の前、学校なら授業を始める前、家庭なら登校する前などに、少し汗をかくような運動をさせることも効果的です。例えば、ジャンプ、でんぐり返し、軽い体操などがいいでしょう。ただし、運動が苦手な子も多いので、うまくできなくても注意をせずにほめてあげて、できるだけ長続きするようにしてください。

先生にできること

授業中に座っていられない子への対処法

ＡＤＨＤの子には多動という特性があります。授業中にもじっとしていられない、席を立って歩き回る、これらはそうした特性の現れです。机の位置や指示の出し方で、ずいぶんと改善されます。

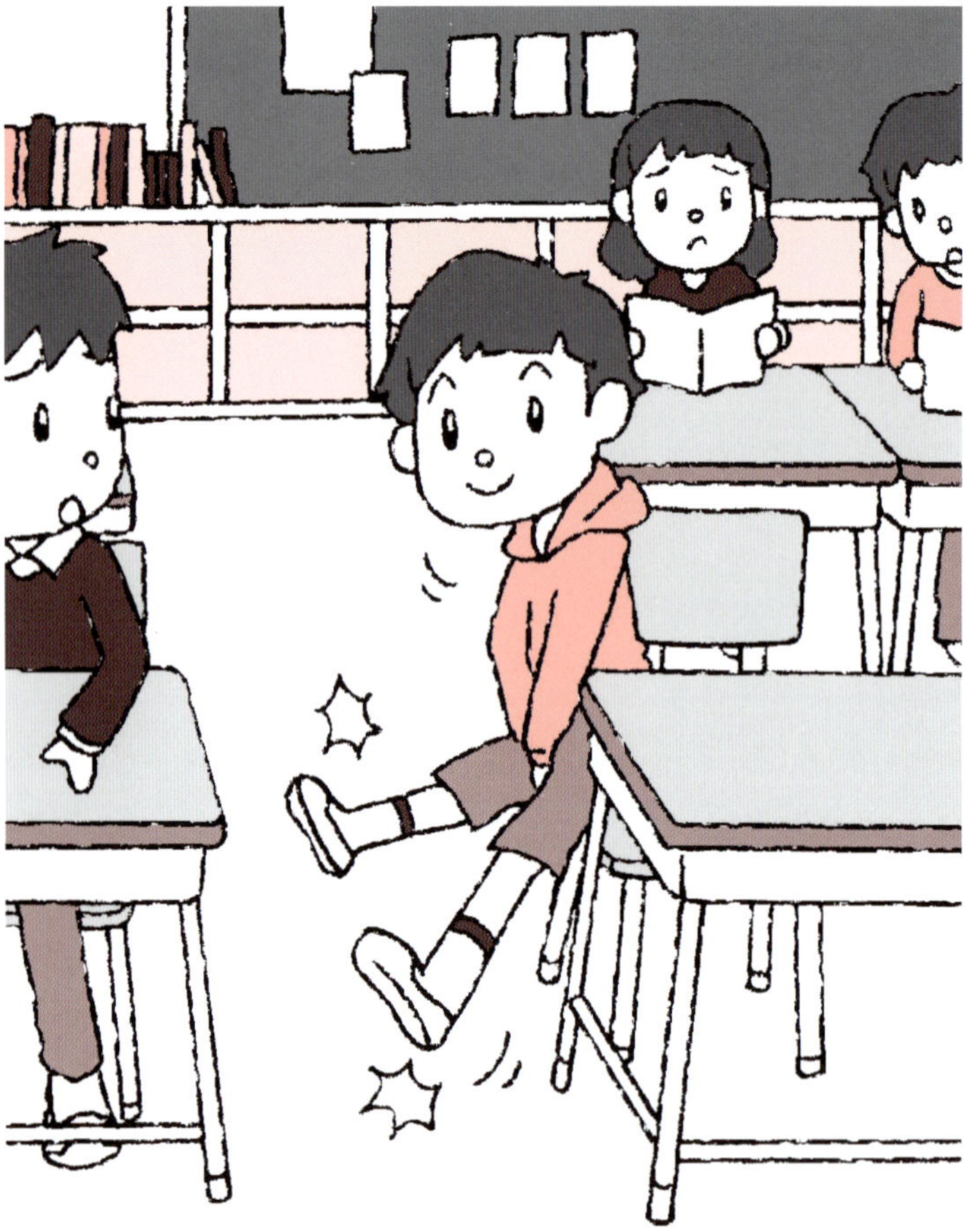

席は最前列の中央に

ＡＤＨＤの子の特性、多動は授業中でも現れます。みんなが授業を静かに受けていようがおかまいなく、何か気になることがあると、席を立ってウロウロすることもあります。また、授業中でも物音を立てたりもします。

こんな子に対しては、前のページでも言いましたが、できるだけ外からの刺激を受けないようにすることです。

座席は窓際や廊下側を避けて、できるだけ中央にすること。そして、可能ならば最前列の先生から見てすぐのところがいいでしょう。黒板の周囲や後ろの壁などに余計な掲示物を置かないようにします。そうしたものがあると、どうしても気持ちがそちらに向いてしまうのです。

指示は一つひとつすること

また、不注意の特性を持っている子どもは、忘れ物が多くなりがちです。明日の授業に必要な物はメモにして、必ず帰りに持ち帰らせましょう。家庭との連携が必要となってきますので、事前にきちんと保護者に伝えておきましょう。

「体操服に着替えて講堂に○時に集まりましょう」といった言い方はADHDの子どもにとって、最も分かりづらいものです。一度にいくつかのことを言われても、なかなか理解できません。同じ内容でも、次のように一つひとつやるべきことを区切って伝えましょう。まずは「体操服に着替えましょう」、「次に講堂に行くんですよ」と言い聞かせて、最後に「行くのは○時だよ」。かんで含める、これがADHDの子を指導するときのキーワードです。

困った行動が目立つAくんが落ち着いた

ADHDの特性を持つAくんですが、小学校の2年生まで多動が目立つ子でした。

授業中に歩き回る、突然、奇声をあげるなど、先生も少し手を焼いていました。まずは、「奇声」の抑制に取り組んでみました。

まず、どういうときに奇声をあげるのか、観察してみると、次のようなことが分かりました。

音楽や体育など、教室移動のある授業の前になると、叫び出していたのです。Aくんが大声を出し始めると、周囲の友だちが移動をうながして一緒に連れて行っていました。

そこで、移動前に「次に何をするか」を絵カードで示しました。さらに、分からないときに出す「教えて」サインを決め、奇声を発しても手を貸さないように徹底しました。すると、徐々に奇声は減っていきました。

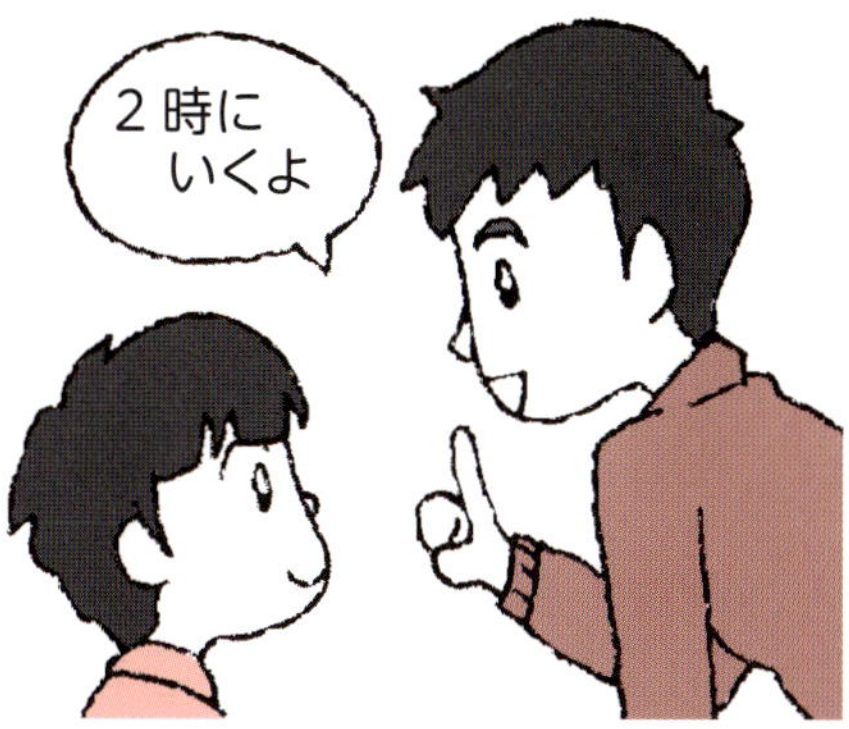

ドクター宮尾のつぶやき②

どんぐり発達クリニック院長
宮尾益知

母親はつらいよ！

私は、学校での学習や行動の問題が最も重要であって、家庭の中の困った行動はささいな当たり前のことだと考えてきました。

朝は起こさないと起きない、顔を洗ったり歯磨きをしたり、着替えたり、トイレ、朝食もこちらから言わないとしない、そう訴えられても、仕方ないんじゃないの、子どもだからと思っていました。

お母さんにお子さんについてよいところがあるでしょう？と聞いても「何もありません」。「でも、何かひとつぐらいあるでしょう」。やっぱり「ありません」の答えが返ってきます。

このお母さんを変えていくためには、どうすればよいのでしょう。

学校の先生からの毎日の電話、ひどいノート、成績、なくし物、忘れ物などなどがひどい場合は、服薬してもらいます。薬の効果があれば、学校での問題行動は驚くほど減ってきます。「以前と変わったところはありますか」との質問に、「そういえば学校から電話がかかってきません」と言う方の多いこと多いこと。

でも、朝の戦場状態はちっとも変わっていません。ですから、親の子どもへの気持ちは、まだダメ息子のままでした。

お父さんが同じ（ＡＤＨＤ）状態であるときなど、お母さんたちからは、子どもが大人になって結婚すると、相手の女性が不幸になるからとの答えが返ってきます。大会社の部長や弁護士さんといった社会的には立派なお父さんなのに。

ともかく、子どもには心理学的に片づけ方、出かけるまでの段取りをキチンと行うように指導しました。でも、ちっとも改善しません。次に、違う種類の薬を夕食後服用するようにしてみたのです。すると朝の支度がスムーズに行えるようになりました。

もう、母親の中では「ダメ息子」なんかではありません。病院に来るお母さんの顔も、以前とは違って輝いていました。

こうして、お母さんの子どもに対する気持ちが変わったときを、実際に見ることができたのです。

薬の服用を場面で変えることも

子どもの問題で来られたお母さんから、私

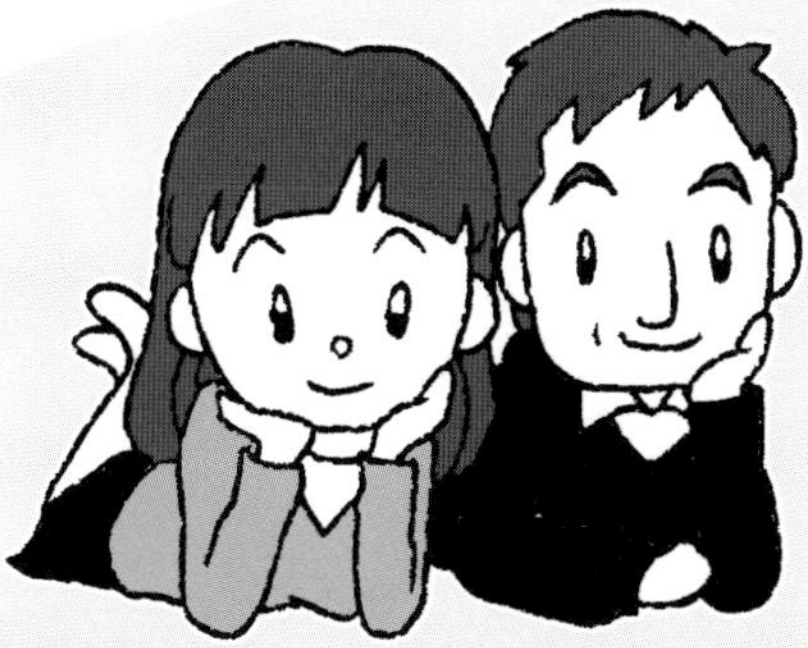

も発達障害ではないだろうかといった訴えを聞くことはよくあります。自分も治療してほしいと言われるわけです。

お父さんのことを相談されることもあります。

ただ、お父さんを直接治療したことは数えるほどしかありません。関係性がキチンとできていない状態では、お父さん自身が認識していない治療になることになり、その治療は難しく、時には自己理解が深まり、うつになる人もいます。

私たちは、子どもをよくするために大人、親を治療することはしますが、大人個人を治療することはできるだけ避けるようにしています。

やはり大人を治療している精神科医に任せるべきだと思うからです。ただ、まだまだ精神科医に発達障害の知識は不十分です。大人は複雑で二次障害もありますし、もっともっと子どもの純粋なときから診ている私たちが、キチンと論理的に教えられるとよいなと思いますが……。

あるお母さんは、有名大学の教授でした。娘さんからは「ママは自己中だよ」と言われたそうです。ご本人からの希望によりお子さんと同じ薬で治療を始めました。

次来られたときに、「娘から、もう自己中じゃない」と言われたと嬉しそうでした。「世間のお母さんたちは、こんなに子どものことをいつも考えながら生きているのかと、初めて分かるようになりました」とも言っていました。

「おまけにある方の童話の朗読を聞いて、初めて泣きました。涙を流したのは、生まれて初めてでしたが」と、とても嬉しそうな優しい表情だったのです。

ところが、次に来られたときは浮かぬ顔でした。研究が少しもできなくなったというのです。「論文も書けないし」と。これでは大学教授は続けられません。

その話を聞いて私も思い当たることがありました。私も学会から家に帰ったときには、ハイテンションで話がちっとも耳に入っていないと、妻から言われたことがありました。

そうなんです。研究、学会発表や論文は、自分が最も素晴らしいと思える考えを持ちながら、他の人と戦いつつ前に出て行くもので、他の人の気持ちや状況を考えていては、何も生まれません。つまり、私も戦うのだと言い聞かせながら頑張るものなのです。でも、戦いモードは家で出すべきものではありません。このお母さんは、大学重視のときは服薬なしで、家庭重視のときは服薬するといった、使い分けをするようになりました。

Column 2

発達障害はなぜ男の子に多い

女性の脳のほうが社会で生きる能力では優れている!?

発達障害において、性差があることは24ページのコラムでも紹介したように、よく知られています。このことについて、男女は体だけではなく、脳の仕組みも違っていることが分かってきました。

社会の中で生きていく能力（コミュニケーション、言語、感情、他人の立場で考えることなど）の点では、女性のほうがずっと優れていること、男性が得意とする点は、実は社会の中で生きていく上では、あまり重要でないことが多いのだと言われています。

全体を見通す女性脳細部にこだわる男性脳

イギリスの発達心理学者であるバロン＝コーエンという人は、この「男性脳」と「女性脳」という概念を用いて、発達障害でも性差を説明しています。

ただし、男性脳イコール男性、女性脳イコール女性でないことは、繰り返し強調しています。

言語、社会性に優れていて、全体を見通すことが得意な女性脳、立体的な知覚、論理的な思考に優れているけれど細部にこだわる男性脳。また、こうも言えます。男性脳は結論を求め、人間関係の機微や感情の揺れ動きには興味を持ちにくいけれど、女性脳は人間関係に敏感で感情的、答えよりも共感を求めるものだと。

こうした観点から考え、発達障害の特性に当てはめると、男性では特性が目立ち、女性では社会性に優れているので、特性が出ても軽くすむということが想定できるのです。

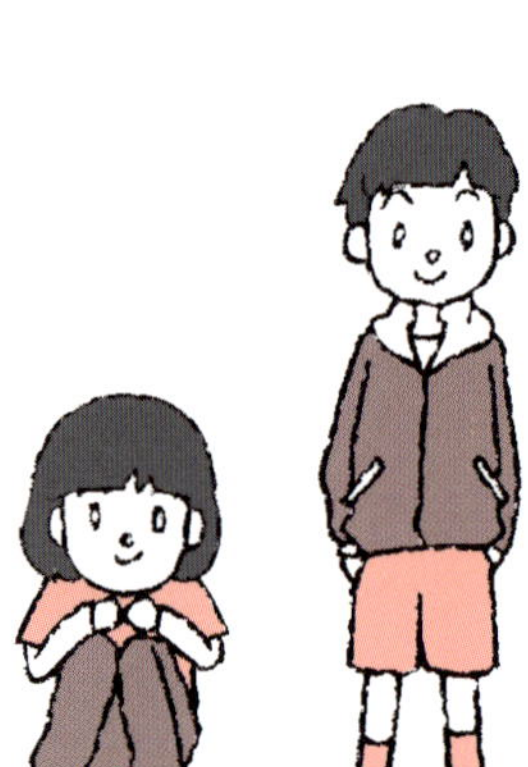

第3章

発達障害はなぜ起こる？

なぜ発達障害があるのか、その原因はまだはっきりとは分かっていません。ただ、何らかの原因で生まれながらに脳の機能に障害が起こって、それで生活上の困難が生まれているのです。では、脳のどんなところに問題があるのでしょうか。ここでは脳の機能に迫ってみます。

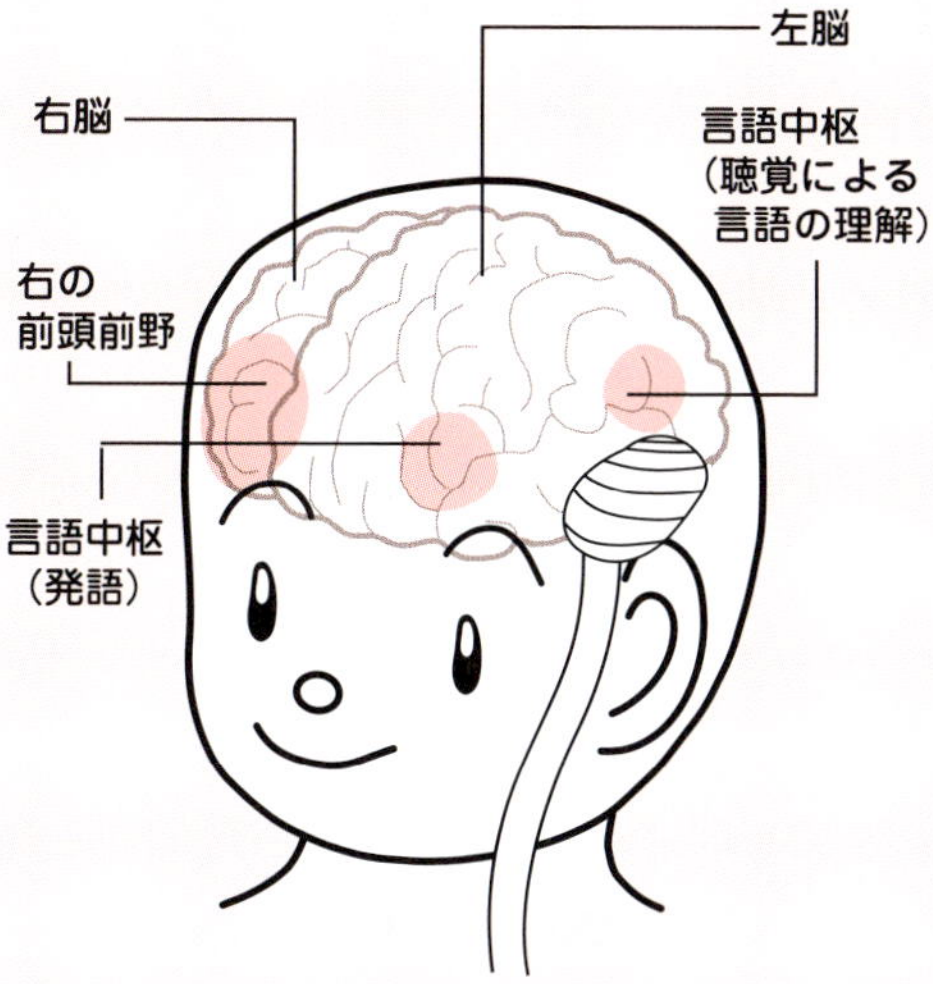

脳機能の障害で、しつけや性格とは関係ない

脳の中のネットワークの障害だと考えられています。遺伝的な素因も関わっているのではと言われていますし、人間関係や生活空間などの環境的要因も影響していると指摘されています。

脳のネットワークの障害

脳の中では、さまざまな働きを持つ部位が綿密なネットワークでつながっています。発達障害は、このネットワークがうまく働かない状態にあるために生じます。

遺伝的な素因

遺伝的な素因が関わっているとは言われている。遺伝情報の研究が進んでいる。

環境的な要因

人間関係の葛藤や虐待、いじめなどのストレスが脳の働きに影響することもある。

↓

脳機能の障害

さまざまな原因から、脳のネットワークに障害が生じ、認知機能などの偏りが起こる。

↓

生活上の困難

脳機能障害の影響で、生活上の困難が生じやすくなる。生活に支障が出た場合に、発達障害と診断される。

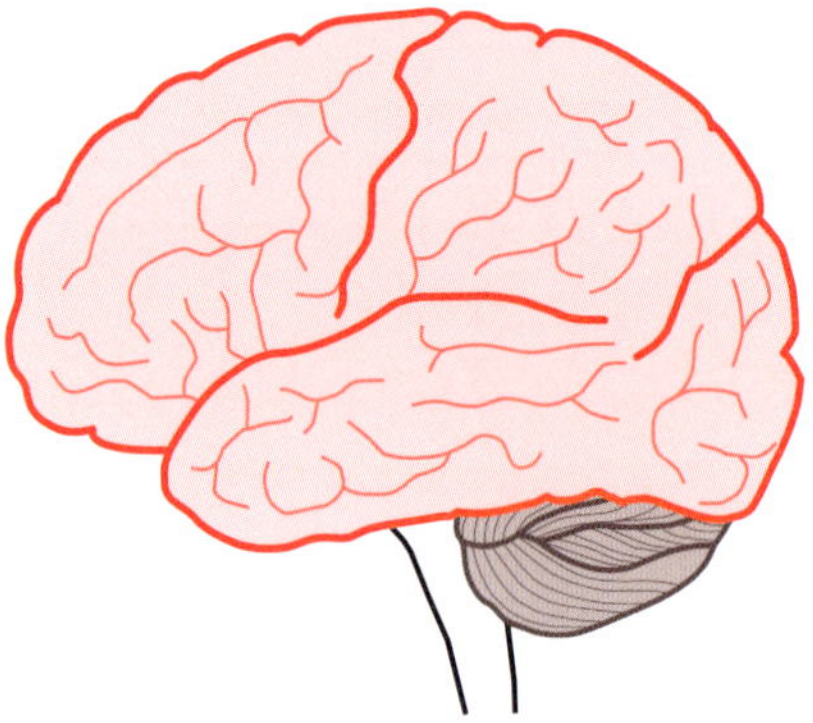

その子が持っている生まれながらの特性

そもそもなぜ発達障害があるのか、はっきりとは分かっていません。ただ、何らかの原因で脳の機能に障害が起こり、それによって生活上の困難が生じている状態です。ある種の傾向はあっても、社会にうまく適応していけるのなら、障害とはみなされません。

脳の機能障害は先天的なもので、生まれながらに脳機能に偏りが起こっている状態だと考えられています。ですから、家庭のしつけや本人

しつけや性格の問題ではない

発達障害は先天的なもので、親にも子どもにも責任はありません。自分たちを責めないでください。

しつけのせいではない

親のしつけが悪くて発達障害になるわけではない。ただし、親の対応が特性を悪化させることはある。

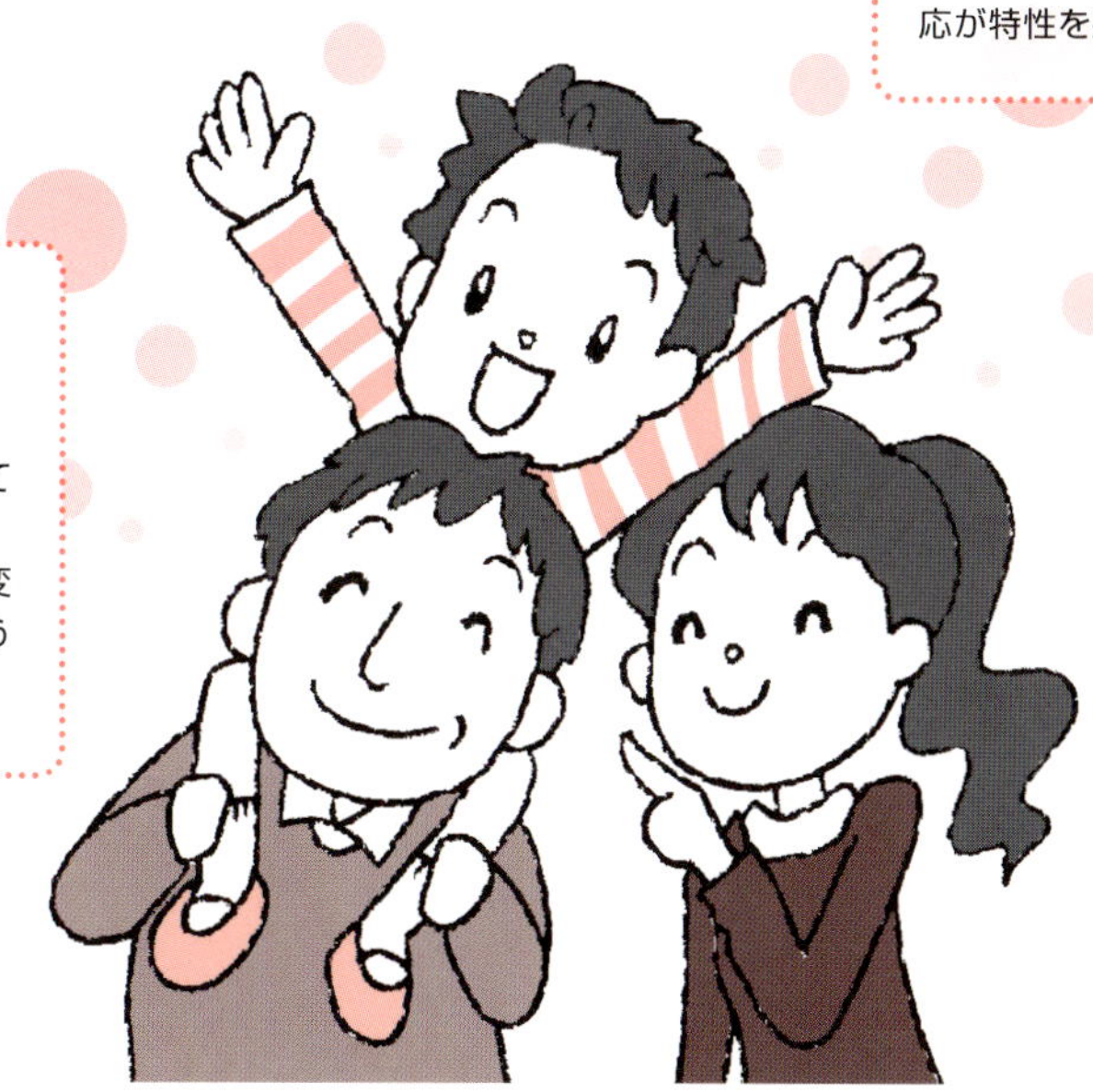

性格の問題ではない

本人の性格が偏っているわけではない。だから、考え方を変えれば解消するというものではない。

本人の努力不足ではない

「片づけが苦手」など生活上の困難が生じるのは、本人の努力が足りないわけではない。

の生き方のせいで、特性が出てくるというものではありません。子どもが発達障害だと分かると、育て方が悪かったのかと自分を責める必要はまったくないのです。

★ 子どもが生きやすくなる対応法を求めよう

ただし、遺伝的な素因が関わっているのではと言われています。また、人間関係や生活空間など、環境的な要因による影響も指摘されています。

しかし、それだけが原因ではありません。原因を探しても、生活レベルではくわしいことは分からないのです。

それよりも、その子どもが生きやすくなる対応法を探していくようにしましょう。

特性を理解するために知っておきたい脳のこと①

人が人として生きていく上でコントロールセンターの役をしているのが、脳です。そのさまざまなレベルの働きのうち、ADHDとの関わりで最も重要なのは「認知機能」です。

★ADHDは、脳の「認知機能」に問題がある

発達障害は脳の機能障害だと言いましたが、ここでは脳のことを少し説明しておきましょう。具体的な対応策を考えるにも、脳がどんな働きをしているかを知っておくことは重要です。

脳は、いわば人が人として生きていく上でのコントロールセンターです。無意識のうちに行われる反射活動から精神性の高い活動まで、さまざまなレベルの働きをしています。

ADHDとの関わりで最も需要なのが「認知機能」です。これまでも何度か出てきた言葉ですが、もう少しくわしく説明してみます。

認知とは、認識と同じような意味です。ものごとについて知ること、あるいは対象に気づいて、そのものの意味を知る認識の過程のことを言います。認知は、知覚や記憶、思考、推理、注意、判断、イメージ形成などを含む高度の精神活動です。つまり、「認知機能」とは「脳の機能」、脳の働きそのものということになります。

★ADHDと深い関わりがあるのが脳の前頭葉

人の脳は、大脳、小脳、それから脊髄に連なる部分である脳幹（間脳、中脳、橋、延髄に分けられる）からなっています。脳幹は、呼吸や心臓の活動、睡眠や意識の持続など生命の維持に必要な働きをしている領域です。小脳は、脳幹の後ろ（背中側）にあり、体の各部の運動の反射中枢としての働きをしています。

大脳は、正面から見ると、中央を

縦に走る大きなみぞで、左脳と右脳の2つの半球に分けられます。大脳の表面をおおう大脳皮質と呼ばれる部分には、それぞれの半球ごとに、機能上、4つの区分があり、その区分を葉と言います。いちばん後ろ(背中側)にあるのが後頭葉、横(耳の近く)にあるのが側頭葉、上にあるのが頭頂葉、その前(顔側)にあるのが前頭葉です。

このうち、ADHDと最も関係が深いのは前頭葉です。

脳の構成(右の大脳半球を内側から見た図)

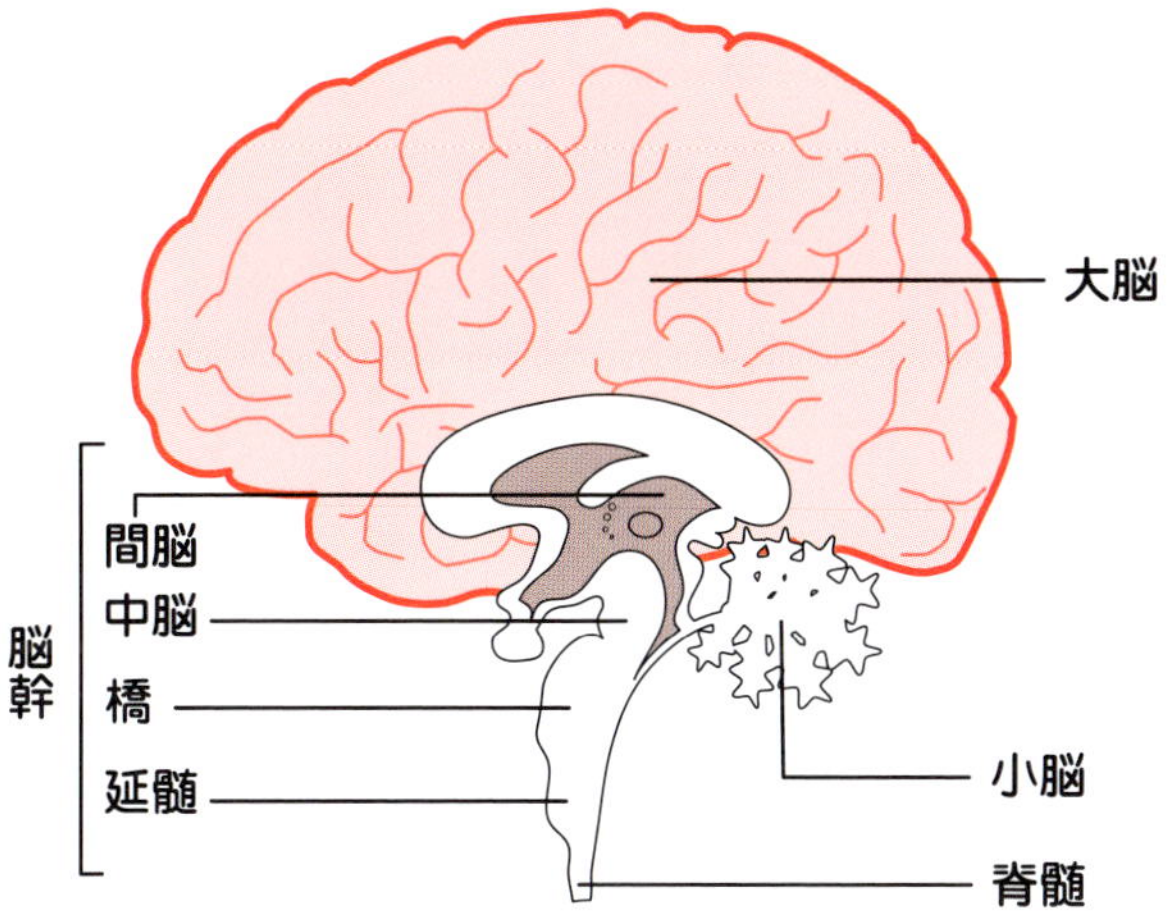

大脳の4つの区分

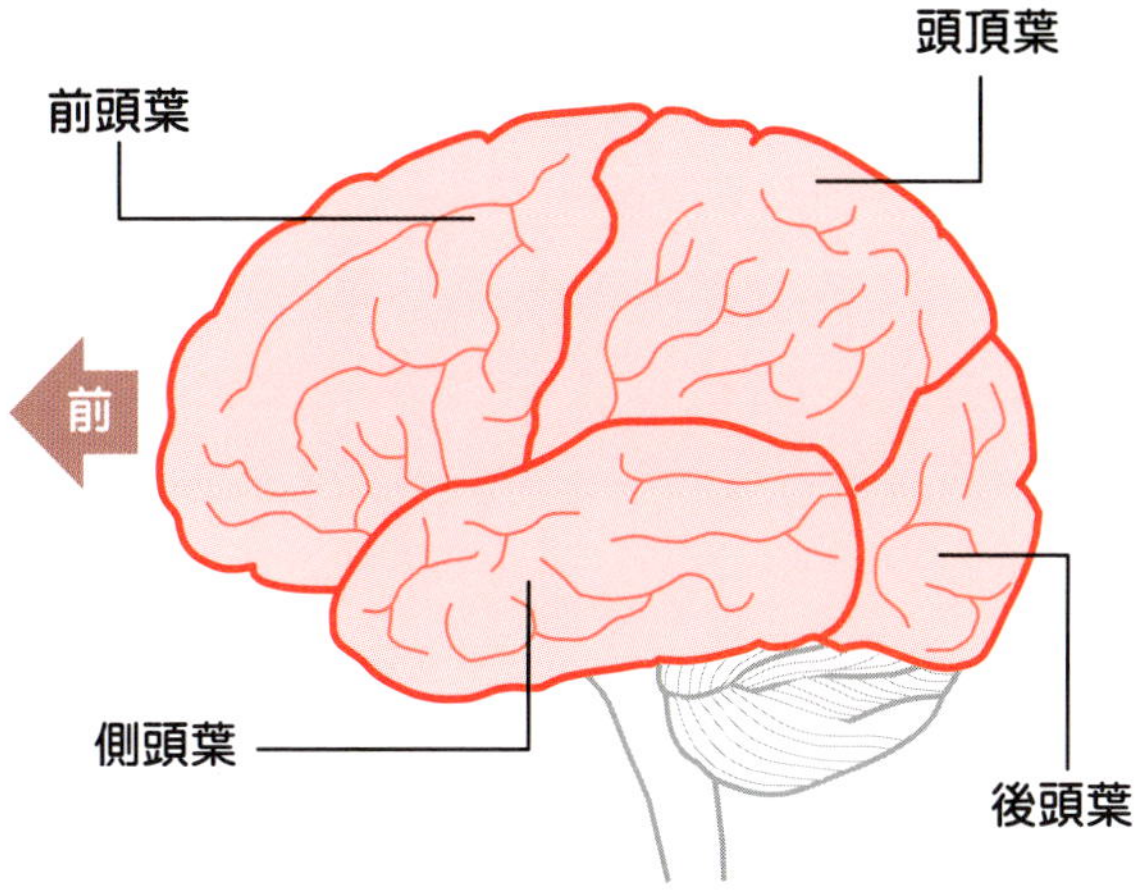

特性を理解するために知っておきたい脳のこと②

ＡＤＨＤの子どもでは、脳の前頭前野と呼ばれる部分の働きが低下しています。また、こだわりやパニックは、脳の大脳辺縁系という部分の働きと関係しているとも言われています。

★ＡＤＨＤでは前頭葉の働きが低下している

前のページで、ＡＤＨＤと最も深い関わりがあるのは、脳の前頭葉だと述べました。そこで、前頭葉の働きをもう少しくわしく説明しておきましょう。

前頭葉は、全身の運動の働き、静止あるいは動いている目標を視野の中心にとらえようとする眼球運動、発語に関わる領域（言語中枢）、思考・概念化・計画・判断力・創造などの精神活動と関係する上、脳のほ

言語中枢と右の前頭前野

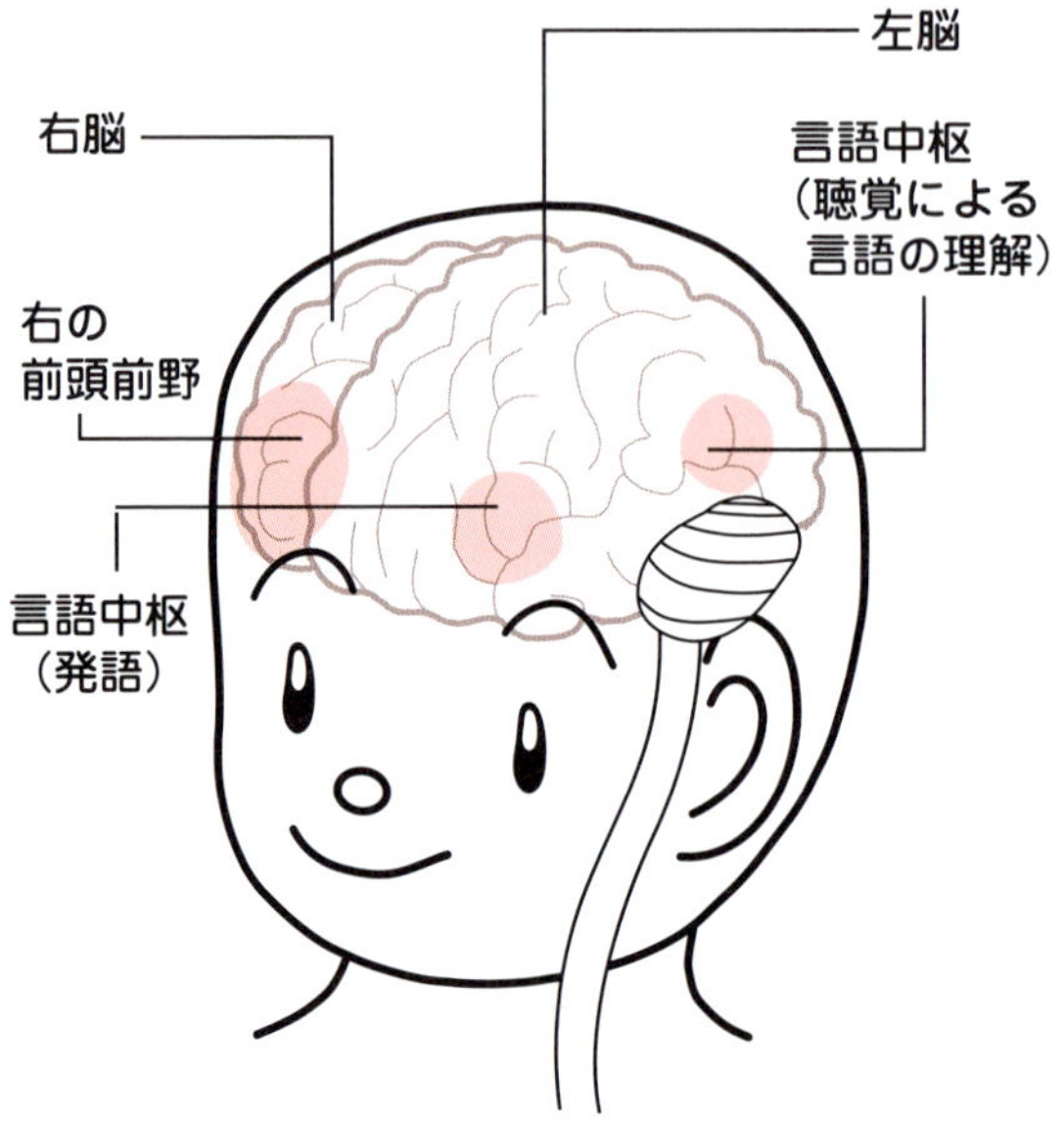

かの領域（葉や中枢）、例えば情動を起こす大脳辺縁系と呼ばれる領域を意識的にコントロールする働きもしています。

海馬や扁桃体はどこにある？

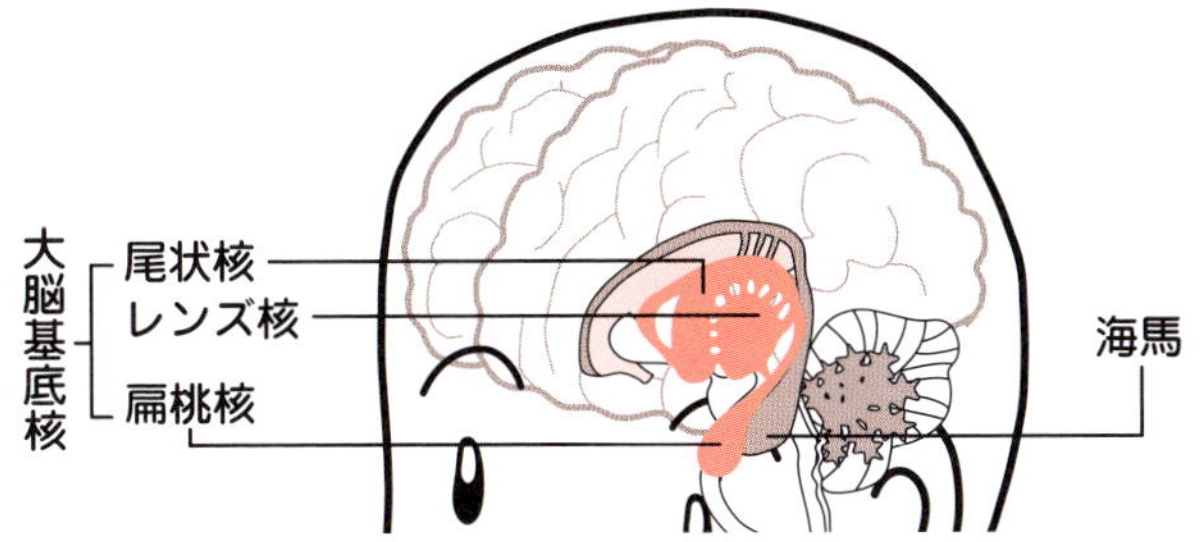

とりわけ右の前頭前野と呼ばれる部分は、次のような役目を担っています。

①仕事を行う際に注意を向け、②からだの位置や手足の動き、③耳や目、皮膚から入って来る感覚情報を知覚して取捨選択し、④今、行なっている行動の結果を予測し、⑤それまでに学習した社会のルールに従って感情をコントロールし、⑥間違いの修正をしながら最後までやり続ける気力を保つための動機づけを行い、⑦複雑な活動の計画を立てて、⑧社会に適応して最も有利な行動を決定する

といった、運動や行動、情動のコントロールセンターの役目を果たしているのです。

ＡＤＨＤの子どもでは、これらの働きが低下しているのです。前頭葉の働きを調べるものに、ウィスコンシンカード分類検査というものがありますが、この検査でもＡＤＨＤの子は低得点だという報告もされています。

★こだわりやパニックは大脳辺縁系と関係が

大脳には、表面をおおっている大脳皮質の下に、大脳辺縁系と呼ばれる領域があります。ここは、進化的に大脳皮質より古く、大脳皮質が新皮質と呼ばれるのに対して、旧皮質あるいは古皮質とも呼ばれています。

ここは要求や衝動、情動に関係していて、特に海馬と呼ばれる部分は長期記憶を定着させるのに不可欠なものです。また、海馬の前にある扁桃体と呼ばれる部分は、恐怖（情動）を感じ、生み出すところです。

ＡＤＨＤの特性であるこだわりやパニックなどは、この大脳辺縁系の働きと関係していると言われています。

特性を理解するために知っておきたい脳のこと③

脳の神経回路がうまくつながっていないのが、ＡＤＨＤです。多くの神経伝達物質が関係しているとされていますが、中でもドーパミンはＡＤＨＤとの関係性から注目されている神経伝達物質です。

★神経伝達物質が関係している

脳を構成する主役は「神経細胞」と呼ばれるものです。電気信号を発して情報のやりとりを行う特殊な細胞です。その数は大脳で数百億個、小脳で千億個、脳全体では千数百億個にもなります。

一つの神経細胞には、信号を送り出す長い軸索と、主に外からの信号を受けとるたくさんの樹状突起があります。神経細胞は、細胞体と軸索、樹状突起を一つの単位として考え、「ニューロン（神経単位）」とも呼ばれています。

樹状突起は、別の神経細胞とつながり、その接するところにはシナプスと呼ばれる隙間があります。軸索が神経伝達物質をシナプスに放出し、受け止めた細胞が反応することで、ネットワーク、つまり神経回路がつながるのです。

最近の脳科学では、この神経伝達物質が心と関係していて、その異常が精神疾患の原因ではないかと考えられています。もちろん、ＡＤＨＤも例外ではありません。

現在、確認されている神経伝達物質は、50種余りありますが、特にＡＤＨＤと関係があると考えられているのは、ドーパミン、ノルアドレナリン、セロトニン、アセチルコリンの4種類です。

★ＡＤＨＤではドーパミンが減っている

4種類のうち、最も重要なのがドーパミンです。ドーパミンは脳の中の一定の領域に分布するニューロンから分泌され、認知機能、特に行動や感情（情動）に関わるニューロンの働きを抑えたり調節したりします。

このドーパミンが少なくなると、自分の意志で前に進むような運動ができなくなったり（パーキンソン病）、無力感・無気力・失意を覚えたり（うつ病）しますが、ＡＤＨＤでは注意力や集中力が失われて不注意などの特性として現れると考えられています。

後ほど説明しますが、メチルフェニデートなどの中枢神経刺激剤は、ドーパミンを増やす働きがあるので、ＡＤＨＤの特性の改善薬として最も多く用いられています。

最近のＡＤＨＤの家族の研究からは、ドーパミンを放出したり、受け止めたり、再び取り込んだりする遺伝子の異常も疑われています。これらの遺伝子がないネズミは多動になることも実験で確認されています。

近い将来、血液から遺伝子を調べて、ＡＤＨＤであるかどうかが分かる時代が来るかもしれません。

ニューロンの仕組み

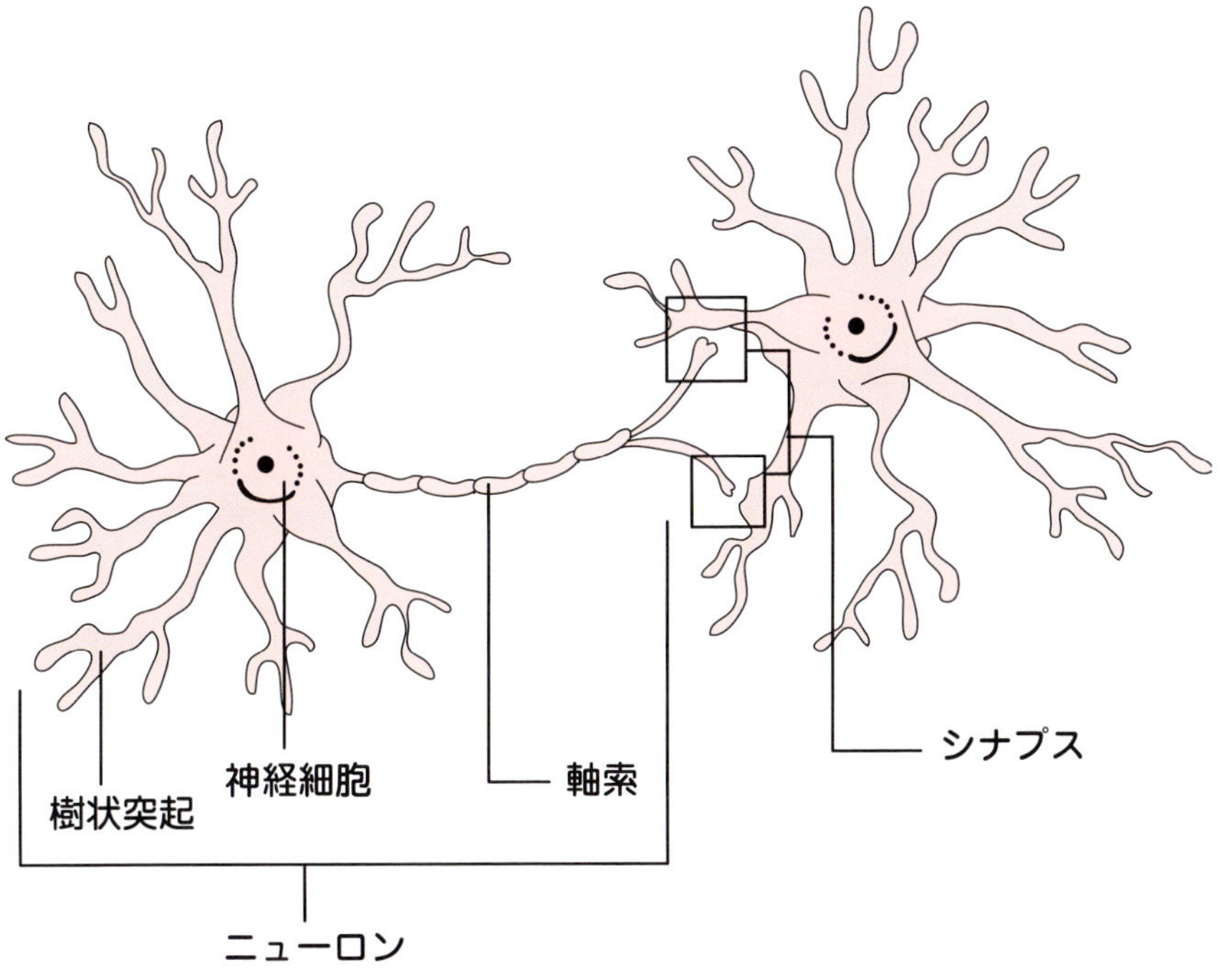

なぜ、不注意になってしまうのか

脳の実行機能（遂行機能）がよく働いていないのがADHDの特徴です。そのことが、周囲への観察をおざなりにし、経験を活かせないために、基本的な特性の「不注意」を呼んでしまいます。

★注意を集中する脳の仕組み

ADHDでは、不注意、多動、衝動性の3つが基本的な特性です。中でも不注意は必須条件です。

では、注意とはどういうことでしょうか。注意とは、動物が外敵から身を守り生き延びていくための最も大切な認知機能です。注意を構成するために次の3要素があります。

①意識している、つまり目覚めていること（覚醒、脳幹網様体が関係）

②前の刺激から目をそらし、新しい刺激に目を向ける、つまり対象の変化に応じて注意を向けること（定位反応、中脳と頭頂葉が関係）

③注意を維持する、つまり注意を集中すること（焦点反応、前頭葉が関係）

ADHDでは、覚醒の状態が二次的に阻害されることはあっても、直接の原因でないことは証明されています。一方、新しい刺激に目を向ける定位反応は十分過ぎるほど働いていますが、注意を維持して集中する焦点反応が働いていません。

焦点反応は、大脳の前頭葉（特に右の前頭前野）が情報を受けて注意を集中するという仕組みで行われます。これまでに述べたように、ADHDでは右の前頭前野に問題があることが指摘されています。そのために、注意という認知機能が障害されると考えられているのです。

★実行機能（遂行機能）がよく働かない

毎日の活動で、認知機能が意識的あるいは無意識的に働くためには、次のようなことが必要だと考えられます。

①目覚めていること（覚醒）

②外界からの刺激を受け取り、処理し、記憶し、維持すること（学習と言う）

③活動を計画し、実行しながら計画の効果を確認すること

これらのうち、③には実行機能

（遂行機能、行動コントロールと呼ぶこともあります）がかかわっています。聞き慣れない言葉ですが、頭の中でシミュレーションを組める能力のことで、周囲の様子を観察し、経験を参考にして行動を修正しながら、やりとげる能力のことです。

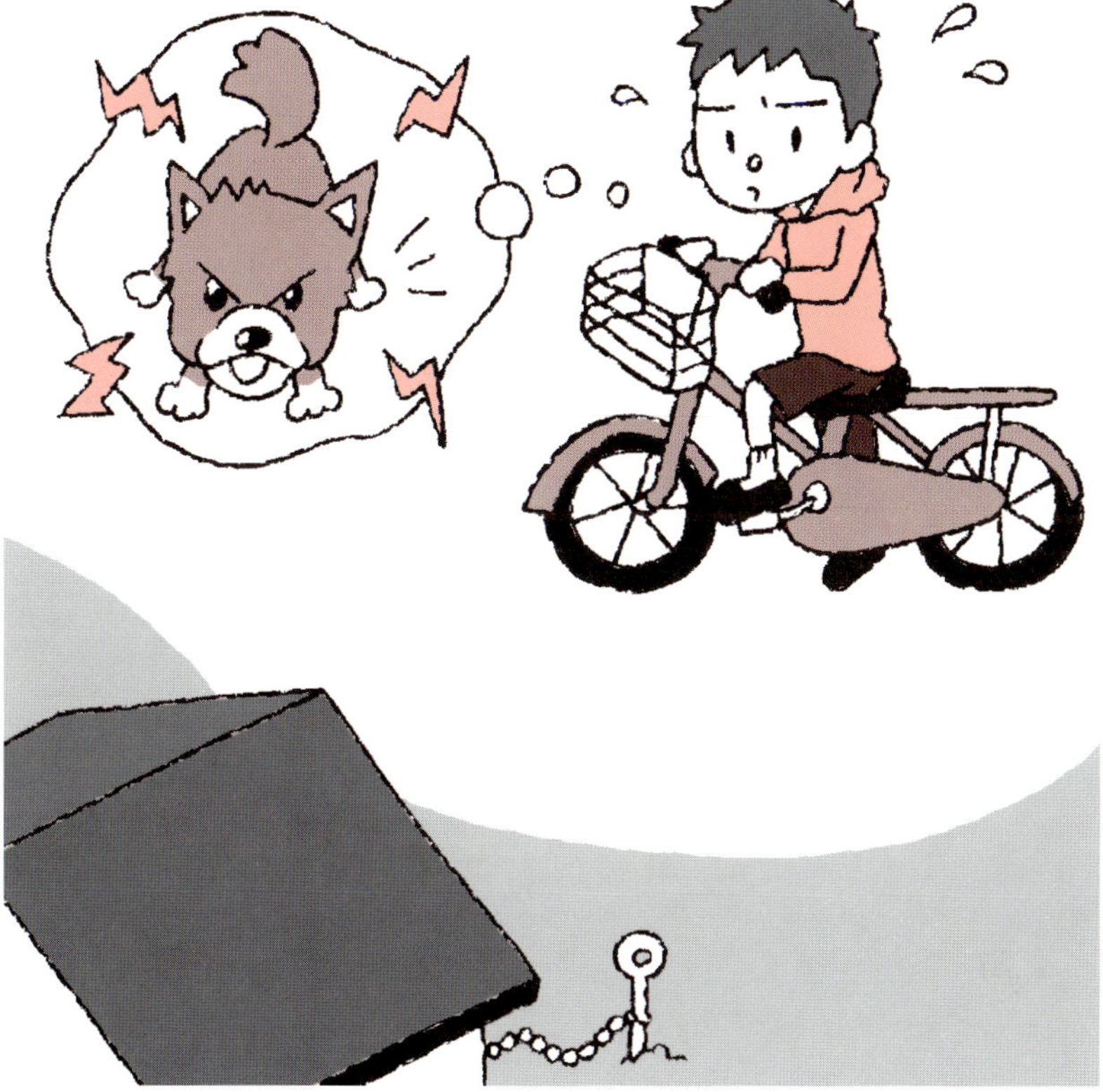

たとえば、自転車に乗っているときに、ワーキングメモリ（17P）として「あっちの道の方が早かった」とか「この家には、ほえる犬がいた」などといった過去の記憶と照合しながら、進み方を修正する能力です。自転車を走らせながら、もう別のことを考えているわけです。この過程は常に更新されながら次のステップ、つまり目標に向かって進んでいきます。このような動的な思考過程を実行機能と言うのです。

この機能は、学習する上でも大切な役割を果たしています。そして、実行機能は右の前頭前野で調節されていると考えられていますから、ADHDの子どもでは十分に働いていないということになります。そのため、問題を解決する能力や自分を客観的に見つめる能力が低下して、課題をやりとげることが難しくなるのです。

宮尾《ドクター》のつぶやき ③

どんぐり発達クリニック院長
宮尾益知

漢字ができない子は書き順を覚えられない

クリニックを開業するとき、学習障害についても画期的なことをやりたかったので、何をしようかと考えました。読みの障害、算数の障害などについては、ある程度、分かっていたのですが、なぜ漢字を書けないのかがよく分かっていませんでした。

視覚認知なのか、不器用なのか分かりませんでした。

そこで、研究を通しての友人である東京学芸大学の小池敏英教授に、漢字を書けない子を集めるから、その子どもたちを診てくれないか、どうすればよいか分かったら、その方法を全国に普及してくれないだろうかと頼みました。

こうして、外来に来る子どもの中から、漢字が特にできない子どもを捜すことになりました。リストを作っていて気づいたのは、大多数がＡＤＨＤだったことでした。

どうしてか分からなかったので、いろいろな人にも相談してみました。このような子どもたちは、漢字の書き順はめちゃめちゃ、形は似ているけどという子どもたちでした。書き順が覚えられない子どもたちということになります。

この、過程を覚えられないということが、視覚性のＷＭ（ワーキングメモリ）に関係していると気づくのにあまり時間はかかりませんでした。服薬とＷＭに頼らない記憶をすればよいことになります。

その通りのことをクリニックのセミナーで、彼がやってくれました。

いま、3グループ目になります。ほぼ全員が0－2点（10点満点）だった子どもたちが、漢字が楽しいと思える8－10点になりました。ＡＤＨＤ以外では読字障害、未熟児の子がいました。

アスペルガーと間違えたこと

ある医学部の教授から、子どもを有名私立小学校に行かせたいんだけど、どうもADHDの兆候があると思うから、診てくれないかと頼まれました。

初めて会ったときに、目は合わせてくれるのですが、コミュニケーションがうまくとれず、ADHDではなくアスペルガー症候群ではないかと思いました。

知能検査を行ってみると、アスペルガー症候群に特徴的な所見はなく、高い言語理解に比較して低いWMが特徴的でした。アスペルガー症候群ではないですね。

ADHDだと思いますと話しました。こうして、薬物療法が始まりました。今では高校生。コミュニケーションも言語も、むしろ他の子より優れている子どもとなり、スポーツも頑張っています。

将来は医師になりたいそうです。それも、私のような児童精神科医だそうです。ちょっと照れますが。

同じような経験は、外資系のエグゼクティブの息子さんでもしました。彼も、今では学習もトップクラス。本の好きなとてもよい青年に育ちました。

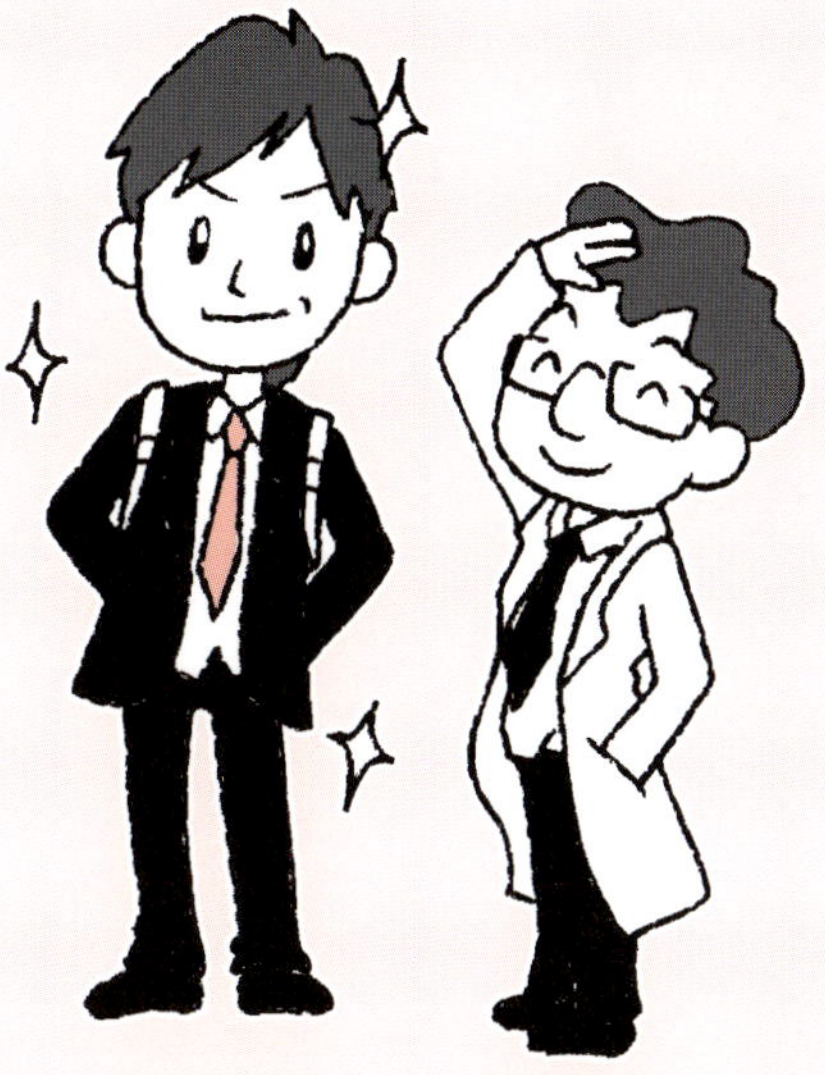

Column 3

ADHDは右脳に問題がある場合が多い？

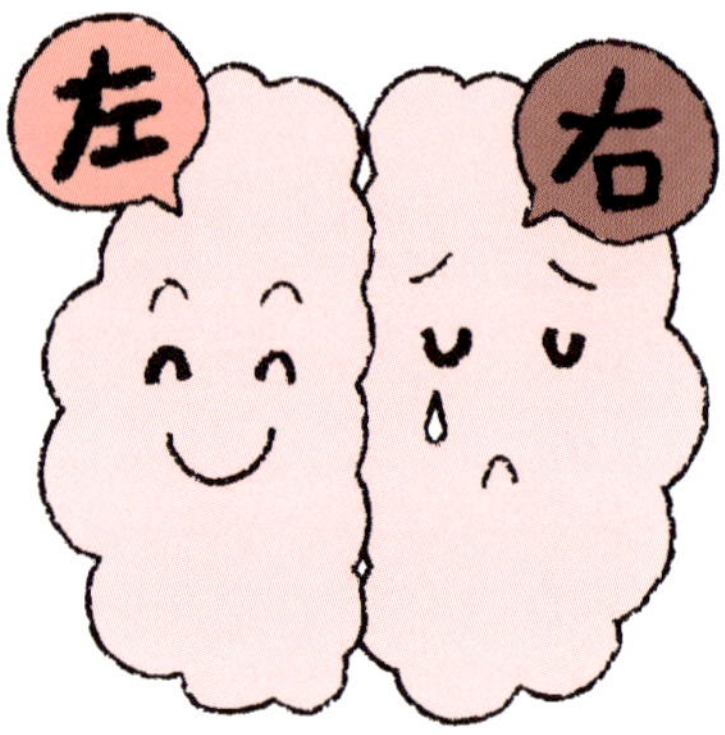

右脳は悲しさ、左脳は陽気さと関係

右脳には、ものごとを細かく分析する働きよりも、全体的に処理する働きがあると言われています。また、思考や推理といった抽象的な認知よりも、感覚や知覚といった感覚的な認知にかかわることが多いとされています。特に、警戒心や恐怖、悲しみの感情、悲観主義といった情緒的な本能とも関係しています。

左脳には、言葉による理解にかかわる領域（言語中枢）があります。ですから、右脳にくらべて優位だとして、左脳を優位脳、右脳を劣位脳と呼ぶこともあります。また、細部にこだわり、分析的、論理的、厳密で時間感覚が鋭いなどの特徴と、感情的には陽気さ、楽しいという感覚と関係しているとも言われています。

右脳に問題があると自分に起こった問題を認めにくい

脳卒中などで左脳に障害が起こった人は、人生を悲観的に考える右脳が優位になってしまい、まるで人生の終わりのように振る舞うことがあります。また、右脳に障害が起こった人は、左脳に抑制がかからなくなって、自分の身にふりかかった問題を認めようとせず、ときにはからだのマヒや失明に気づかないことさえあります。

ADHDの場合、右脳に問題があることのほうが多いようです。

第4章

ADHD・診断と対処法

ＡＤＨＤかなと思ったら、どこに行けばいいのでしょうか。そして、その診断はどのように下されるのでしょうか。この章では、ＡＤＨＤの診断チェック、どんな人たちが見守ってくれるのか、といったところから、治療や薬のこと、学校選びのことまでを解説していきます。

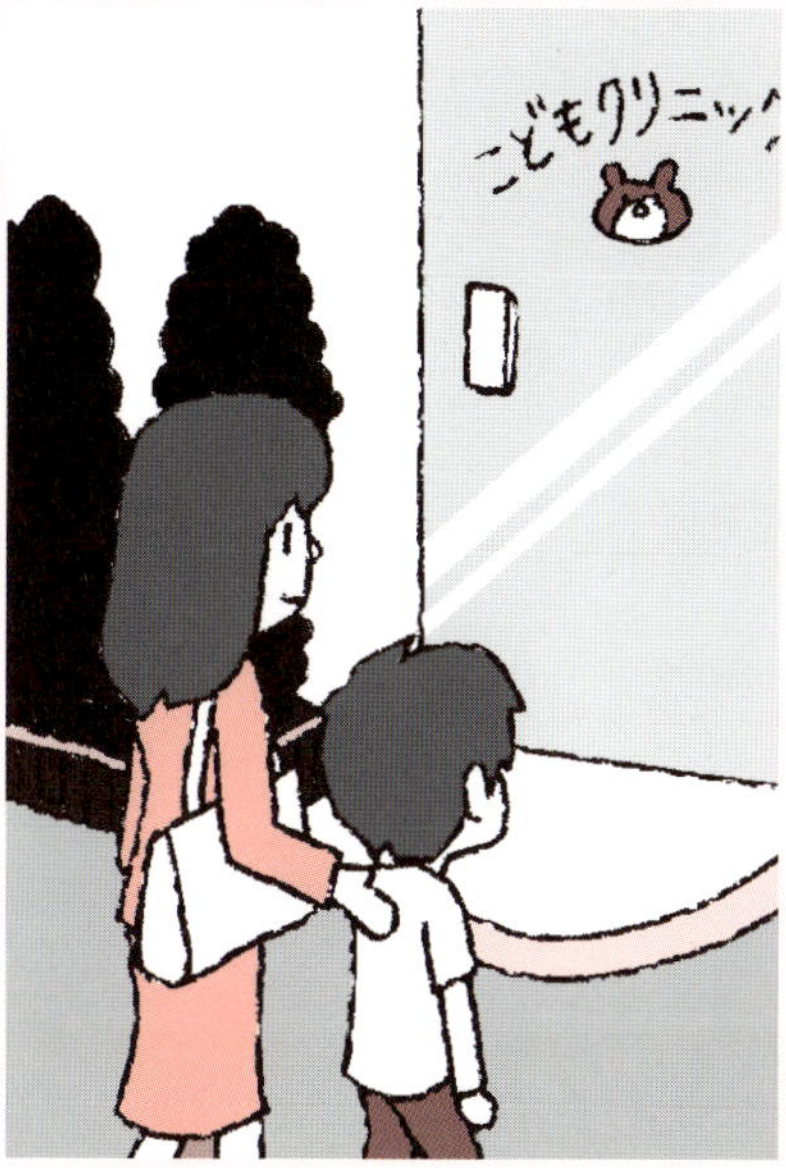

普段の行動からチェックしてみよう

アメリカ精神医学会の診断と統計マニュアルの最新版を紹介します。そこでは、ADHDを「脳の機能障害を前提とする発達障害の一種」と認定し、どの年代の人でもなり得る障害だとしています。

★新しい基準では発症年齢が12歳までに変更

ADHDの診断というのは、どういうふうに下されるのでしょうか。本書でも既に紹介したように（11p、13p）アメリカ精神医学会の診断と統計マニュアルであるDSMが一つの指針になっています。最新の第5版は2012年に理事委員会で承認され、翌13年の5月に公開されました。

日本の精神医学や精神発達臨床の現場では、90年代後半からADHDは発達障害の一種として治療や教育の方針が立てられていました。しかし、以前のDSM－ⅣではADHDを発達障害の現れであるとは考えていなく、子どもの問題行動・不適応行動を分類している「ADHDと破壊的行動障害」の中に入れていたのです。

2005年には「発達障害支援法」が成立して、法律的にも公的にもADHDは発達障害の一つであると理解され、対応策がとられるようになっています。今回のDSM－5では、ADHDは「脳の機能障害を前提とする発達障害の一種」として認定しています。

DSM－ⅣとDSM－5の診断基準の項目には、目立った変更はありません。ただ、「子どもの発達障害としてのADHD」という印象を弱めています。つまり、青年や大人でも発症することがあるとして、年齢にとらわれない、どの年代の人でもなり得る障害だということを強調しているのです。そのため、発症年齢を7歳以下から12歳以下に引き上げています。と同時に17歳以上の人は診断基準が緩和されて、当てはまる項目が5つ以上となっています。

また、診断結果から得られる症状型に「不注意（限定）」が加わって4つになっています。

このチェック表で気になるところがあれば、ぜひとも専門機関に相談してください。

ADHDチェックリスト

DSMによれば、ADHDと診断するためには次のAからEの要件を満たすことが必要です。

(A−1) 以下の不注意の特性が6つ（17歳以上では5つ）以上あり、6ヵ月以上にわたって続いている。

不注意

☑ チェック項目
- □ 細やかな注意ができず、ケアレスミスをしやすい。
- □ 注意を持続することが困難。
- □ うわの空や注意散漫で、話をきちんと聞けないように見える。
- □ 指示に従えず、宿題などの課題が果たせない（反抗的な行動としてでも、指示を理解できないためでもなく）。
- □ 課題や活動を整理することができない。
- □ （学業や宿題のような）精神的努力の持続が必要な課題を嫌う。
- □ （宿題、鉛筆、本、道具など）課題や活動に必要なものをわすれがちである。
- □ 外部からの刺激で注意散漫となりやすい。
- □ （例えば、連絡帳を書く、教室当番を果たすなど）日々の活動を忘れがちである。

(A−2) 以下の多動性／衝動性の特性が6つ（17歳以上では5つ）以上あり、6ヵ月以上にわたって続いている。

多動性

☑ チェック項目
- □ 着席中に、手足をもじもじしたり、そわそわした動きをする。
- □ すわっていなければいけない場面で席を離れる。
- □ 不適切な状況で、走り回ったり高いところへ上がったりする（青年または成人では落ち着かない感じの自覚のみに限られるかもしれない）。
- □ 静かに遊んだり、余暇を過ごすことができない。
- □ 衝動に駆られて、突き動かされるような感じがして、じっとしていることができない。
- □ しゃべりすぎる。

衝動性

☑ チェック項目
- □ 質問が終わる前に、だしぬけに答えてしまう。
- □ 順番を待つことが苦手である。
- □ 他の人の邪魔をしたり、割り込んだりする（例えば、会話やゲームに干渉する）。

(B) □ 不注意、多動性／衝動性の症状のいくつかが12歳未満に存在し、障害を引き起こしている。

(C) □ これらの症状による障害が2つ以上の環境（家庭・学校・職場・社交場面など）で存在している。

(D) □ 社会的、学業的または職業的機能において、臨床的にいちじるしい障害が存在するという明確な証拠がなければならない。

(E) □ その症状は、統合失調症や他の精神障害の経過で生じたのではなく、それらで説明することもできない。

4つの診断結果

- **混合型**：過去6ヵ月間、A1とA2の基準をともに満たしている場合
- **不注意優勢型**：過去6ヵ月間、基準A1を満たすが、A2は3〜5つ（17歳以上は〜4つ）当てはまる
- **不注意（限定）型**：過去6ヵ月間、基準A1を満たすが、A2は1〜2つ当てはまる
- **多動性／衝動性優勢型**：過去6ヵ月間、基準A2を満たすが、A1は満たさない

※『DSM−5精神疾患の診断・統計マニュアル』（日本精神神経学会／監修　医学書院）参照

心配だったら、どこに行けばいい？

うちの子、どうも落ち着きがないし、不注意だしADHDじゃないかしら、そう思ったとき、どこに行けばいいのでしょうか。まずはかかりつけの小児科か、公的な相談機関を訪れてみましょう。

★悩んだら まず小児科を訪ねて

子どもの発達について不安や心配がある場合は、まずはかかりつけの小児科医に不安な点を率直に話してみましょう。小児科医なら、発達に問題があるかどうかを判断し、障害があるようなら適切な対応法をアドバイスしてくれるでしょう。ただ、幼児期には「この障害」という確定的な診断は出にくいかもしれません。発達障害が考えられるようなら、定期的な診察と育て方の相談に乗ってもらいましょう。

行動の問題が大きい場合や、障害

まず小児科へ、次に専門の診療科へ

最初はかかりつけの小児科へ
どのようなことで、どんなときに困っているのかを、具体的に示しながら相談を。

小児科

発達の問題が明らかになり、対応に悩むことがあれば、専門医にみてもらう必要がある。

健診で分かる子もいる

1歳6ヵ月健診や3歳児健診で、発達障害の可能性はある程度分かります。

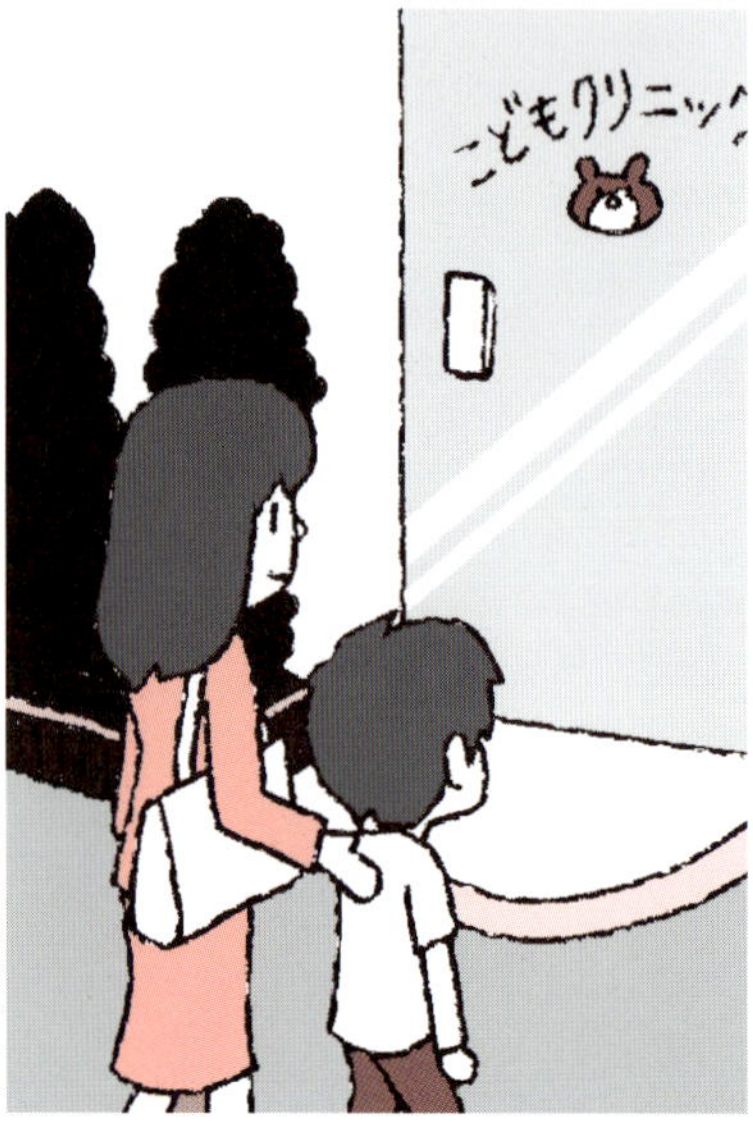

がうつ症状などの二次的な問題につながっている場合には、専門医に引き継がれることになります。小児科医から紹介状を書いてもらえるか相談してみましょう。専門医といっても、どこにあるのか分からない場合もあるかもしれません。どこに相談するか迷ったら、市区町村にある発達障害関連の相談窓口や、保健所、児童相談所など身近な機関を利用するのもよいでしょう。

★おおぜいの人の助けを借りながら育てよう

以前は、ADHDの問題は、ほとんどが教育機関で対応するか、ごく少数の児童精神科医が対応するかでした。最近でこそ、大学病院や総合病院の小児神経科や児童精神科など、発達障害の診断を受けられるところが増えてきた状態です。

ただし、あくまでも病気ではなく、「認知機能に障害があり、社会的にハンディのある状態」ですから、医師一人が治療して治るというものではありません。診断は医療機関で受けるにしても、どのようにフォローしていくか、どんな対応策がその子に合っているかなどは、親、教育関係者ならびにさまざまな専門家の力が集まって導き出されるのです。

専門の診療科

小児神経科

脳や神経になんらかの異常がある病気をみている。診断や治療、指導が受けられる。小児神経科のある医療機関はまだ少ないが、小児科に小児神経専門医が所属している場合もある。

児童精神科

精神科は、心の病気や障害、問題行動などを専門的に扱うところ。大人の精神科と違うのは、子どもの発達を踏まえたうえでの診断や治療、指導が受けられること。

その他

年齢が高い場合には一般の精神科や心療内科でもよい。発達障害の診療を扱う発達クリニックは、施設によって対応が異なる。

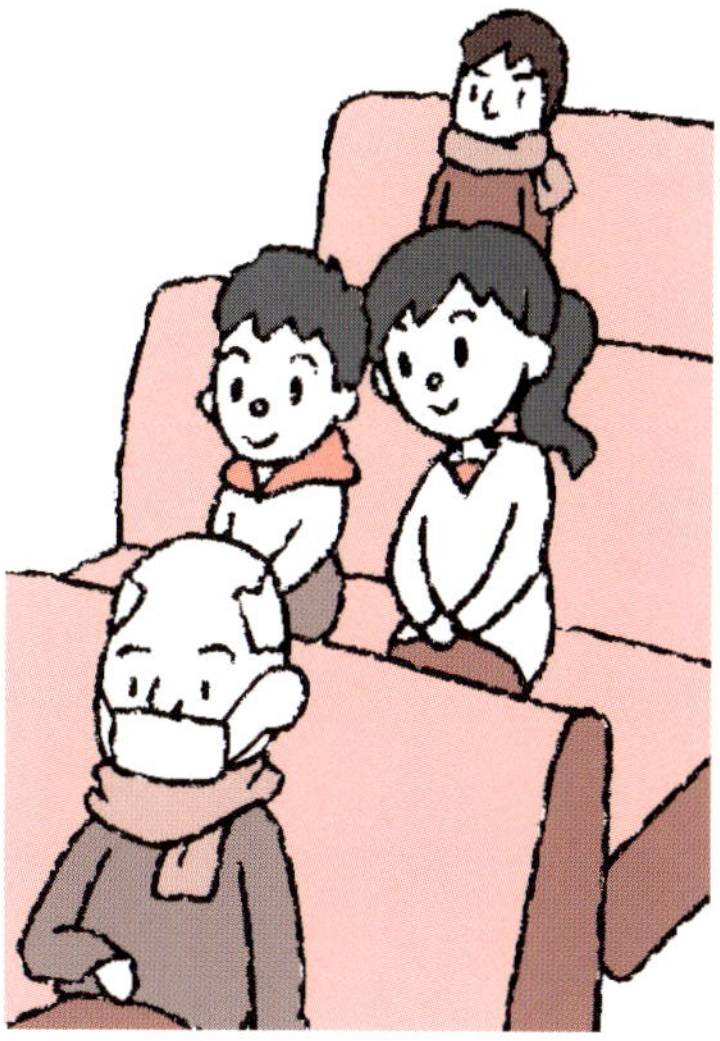

発達障害の特性が明らかな場合は、専門医が紹介される。

医師や臨床心理士、学校の先生など、子どもを見守るサポーターは多い

子どもを見守ってくれるのは、医師だけではありません。臨床心理士などの専門家、園や学校の先生、さまざまな分野であなたの子どもを見守ってくれる人がいます。決して一人で悩まないで。

★治療者は子どもの心の解説者

発達障害といっても、家庭生活や集団生活で問題が生じる理由は一律ではありません。それぞれの子の特徴を的確につかみ、どうすればその子が暮らしやすくなるか、具体的な対策を考える必要があります。

子どもの奇異なふるまいや、いきなりの衝動性、ひどく苦手なことがある裏には、発達障害がある子どもの心に独特の感覚や認知がありま す。ですから、まず治療にあたる人は、じっくり話を聞いてくれ、丁寧に説明してくれます。

発達障害の専門医は、その障害の特性をよく理解しています。ですから、なぜうまくできないことがあるのか、親にも子どもにも分かりやすく説明してくれるのです。

★専門家は医師だけではない

ただ、発達障害は病気やケガの治療とは違って、薬や手術で治すというものではありません。ＡＤＨＤに関しては、後に述べるように多動性や衝動性を抑える薬が処方されることはありますが、それは対処療法にすぎません。さまざまな対応法を講じることで、その子の生きづらさを少しでも取り除き、社会に適応できるようにしてあげる、それが「治療」なのです。ですから、専門医にかかって診断を受け、そこで指導や対策法を教えてもらって終わりではありません。医師ばかりでなく、親や教育者はもちろん、言語聴覚士、作業療法士、臨床心理士、ソーシャルワーカーなど、その子どもの年齢、状況に応じて、さまざまな専門スタッフがかかわるのが理想的です。

サポーターはたくさんいる

作業療法士
子どもの発達に欠かせない「遊び」を活用して、それぞれの子の発達をうながす。

臨床心理士
心理学の知識や技術に基づき、各種の心理療法を行う。子どもや親の相談に応じ、一緒に対応を考える。

言語聴覚士
コミュニケーション力を伸ばし、理解を進めるために、言葉や絵カードなどを使って訓練を行う。

医師
発達障害の診断と治療を行う。子どもの状態をふまえた上で、必要な対応を考え、アドバイスする。

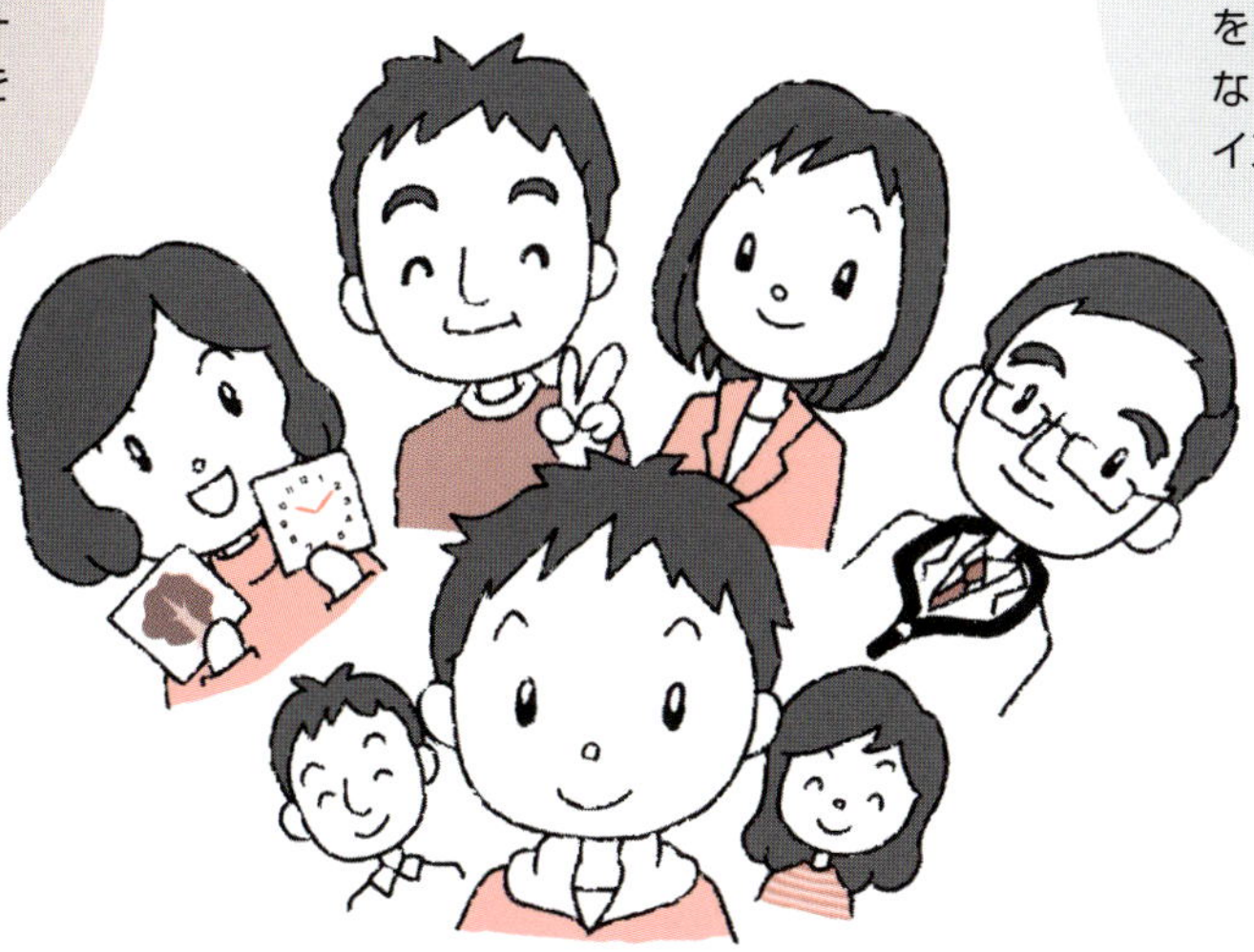

相談相手はたくさんいる。家族だけで悩まないで

教育関係者
保育園や幼稚園、学校の先生などは、子どもが家庭では見せない様子を知っている。

ソーシャルワーカー
社会福祉の面で相談に乗ってもらえる。障害がある子どものための福祉制度にくわしい。

指導者など
ABA（応用行動分析・×p）などの専門の講習を受け、指導資格を得た人。療育にたずさわってくれる。

保健師
健診などで接する機会が多い。発達に関する不安や育て方の悩みを気軽に相談できる。

親の会
同じADHDの子を持つ親の会もあります。親としての不安や対応を具体的に相談できる。

診断はゴールではなく、スタートだと考えよう

ADHDだと診断されると、ホッとする人、逆に悩んで閉じこもる人、さまざまです。しかし、診断はゴールではありません。そこから、子どもが行きやすい道を見つけるための日々が始まるのです。

★診断を受けて終わりではない

発達障害の存在が認識されるようになって、昔とくらべると診察は受けやすくなりました。乳幼児健診でも発達障害の早期発見を目的の一つにしています。健診での指摘や親自身の気づき、保育園・幼稚園・学校からのすすめなどが、診察につながっているのでしょう。

ただ、受診をすすめられ、診断は受けたけれども、その場で一般的なアドバイスをもらっただけで、その後、適切な対応をなにもとらないケースも多いのが実情です。診断が

医療機関での受診とは

問　診

低年齢の場合は、親から子どもの状態やこれまでの発達の様子、家族に同じような人がいたか、身体的な病気があるかなどを聞きとる。子どもに質問して、受け答えや診察室の態度もみている。

←

検　査

発達の具合を調べる検査や知能検査が行われる。画像検査や血液検査は、発達障害以外の病気が疑われる場合に限って行われる。

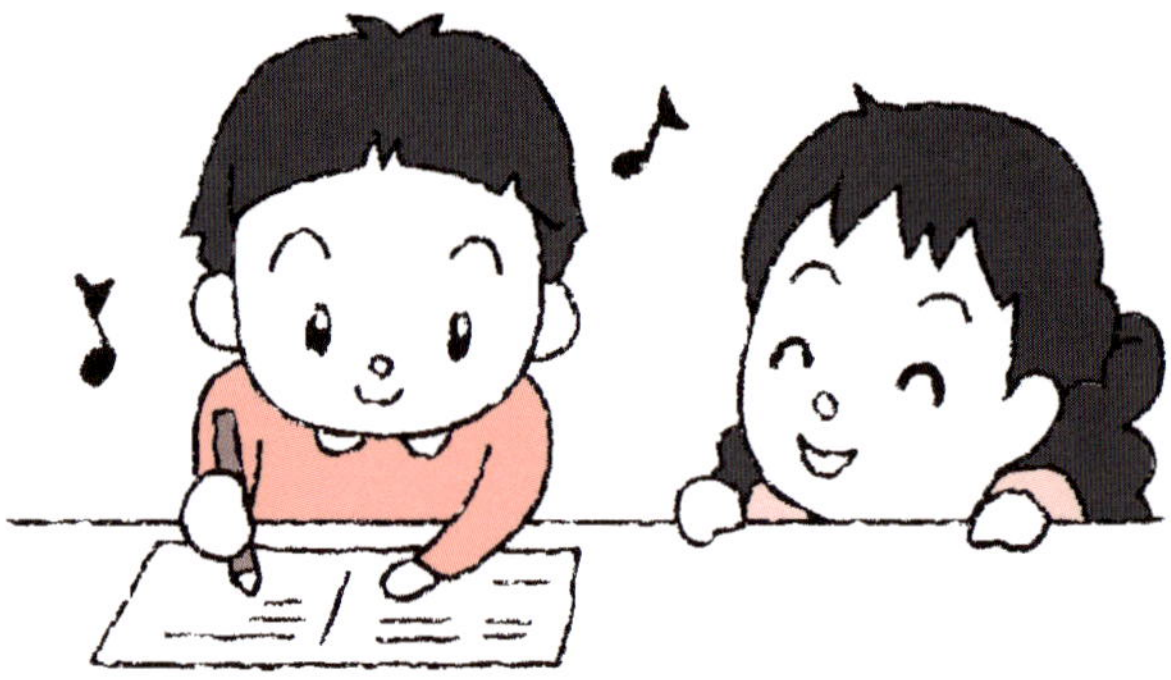

ついて、それまでの漠然とした不安が解消され、ホッとするのかもしれません。逆に、診断がついたことで、「この子は障害なんだ」と誤った受け取り方をして、正面から見つめることを避ける親もいるのです。

早期発見、早期対応、それが発達障害の子どもが生きやすくなる近道です。診断はゴールではなく、その後の対応へのスタートだと心にきざんでください。

診断が出たら、それは子どもの行動や考え方への理解を深めるきっかけだと考えましょう。「困った子」「おかしな子」という誤解を解き、子どもを認める機会にしたいものです。

医療機関で診断名がついたら、次の診察までに何ができるかを医師と相談しましょう。子どもの状態にあわせた目標を1つか2つ立てて、家庭で取り組むのです。

発達障害の治療というのは、子どもが社会に適応できるようにするためのものです。将来、自立した大人として過ごせるように、さまざまな取り組みを続けていきましょう。例えば、社会的な取り組みとしては、発達障害者支援センターなどに相談して、地域活動の仕方も学ぶことも大切です。

教育的な取り組みでは、その子どもの状態によって特別支援学級や通級指導教室の利用を考えることも必要になってきます。

とにかく、その子との二人三脚のスタート、それが正しい診断を受けることなのです。

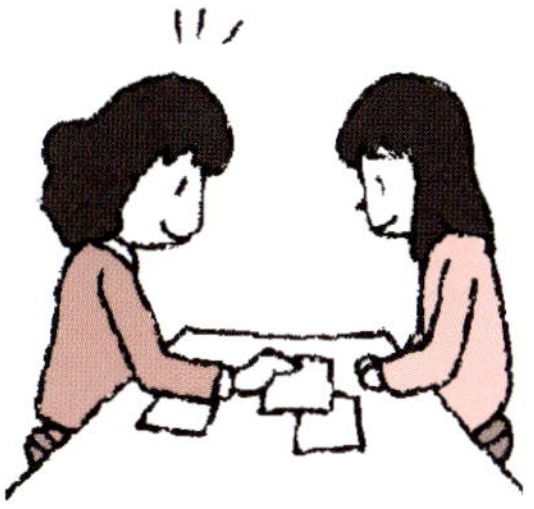

診断

子どもの状態をふまえて、障害の有無や種類などが診断される。ただ、軽度であればあるほど診断がつかないことも。また、成長とともに発達の状態は変わるので、診断が変わることもある。

治療

子どもが社会に適応しやすいように、さまざまな治療がほどこされる。

＋

教育的配慮

教育機関と連携し、特性に合った教育を求める。

社会的配慮

地域社会とのつながりを築く。

治療の基本は、家庭生活での取り組み

「治療」と聞くと、それだけで大変なこと、専門家でなければできないこと、そう思う人がいるかもしれません。でも、最も大切なのは、その子が日常を送る家庭生活で、どう工夫するかです。

★生活の中での環境を整える

治療というと、専門家にゆだねなければならない特別なことだと思うかもしれません。しかし、発達障害の場合、治療の基本となる環境の調整や対応の仕方は家庭でもできることです。むしろ、その子の特性に合わせた環境を生活の中で整えることこそ、効果も大きいといえます。そのためには、親自身が子どもの特性への理解を深めることが必要です。診断や専門家の治療は、それを手助けするものだと思ってください。

その子がものごとをどんなふうに

まずは家庭での環境調整と対応の工夫

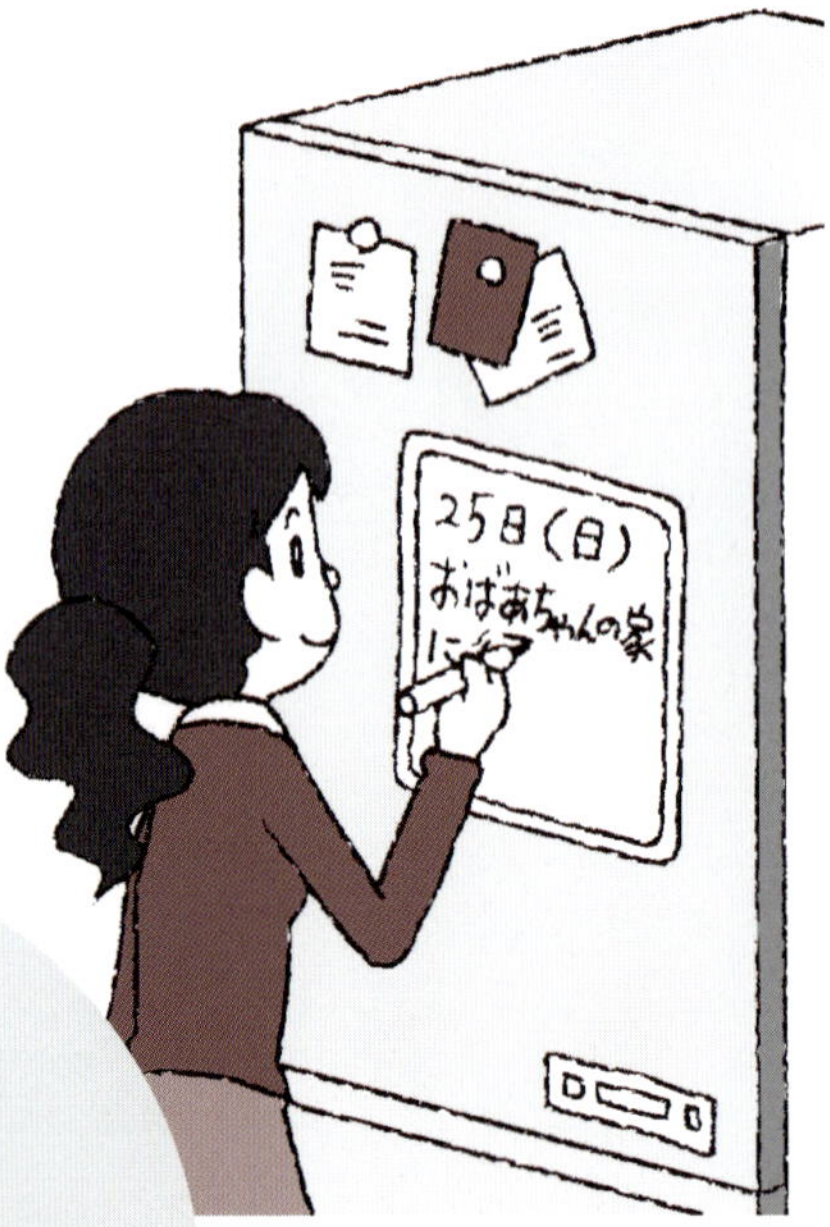

環境の調整

- 行動のスケジュールを分かりやすく示す。
- 基本的な生活パターンを整える。
- 家具の配置などを固定する。
- 子どもの机の周りに余計な物は置かない。
- 子ども部屋はカーテンやブラインドで外からの刺激を防ぐ。

とらえているか、見たり、聞いたり、触ったりしたことを、どのように感じているのかなど、それぞれの子どもが持つ特性を理解することです。そうして、特性に合わせた環境を整え、対応してあげましょう。

★家庭でできる工夫をしよう

例えば、不注意で忘れ物が多い子には、翌日、用意するものを曜日別にカードにして分かるようにしておくのもいいでしょう。外からの刺激を受け、集中力をなくしがちになって、どうしても多動になってしまう子には、子どもの机の周りに余計な物を置かずに、気が散らないような工夫をしましょう。

外出先で、多動性や衝動性のために困った行動を起こした場合、きつくしかるのではなく、抱きしめてまず落ち着かせてください。その上で、「ダメ」という否定ではなく、「静かにしようね」「外を見てみようか」とやさしく導く言葉を使うようにしましょう。家族での対応で、子どもが落ち着き、問題がぐっと減ってくれれば、しめたものです。その対応を継続し、医師には定期的に報告して、助言をもらうようにすればいいと思います。家庭の対応だけでなかなかうまくいかない場合は、そのときこそ専門家の助けを借りる場面です。

対応の工夫

- 本人の言動を頭ごなしに否定せずに、話をよく聞く。
- よい行動をしたときは十分にほめる。
- 失敗してもしからずに、どうすればよかったかを示す。
- 教えるときは、できるだけ具体的に説明する。
- 子どもと同じ目線でものごとを見る。

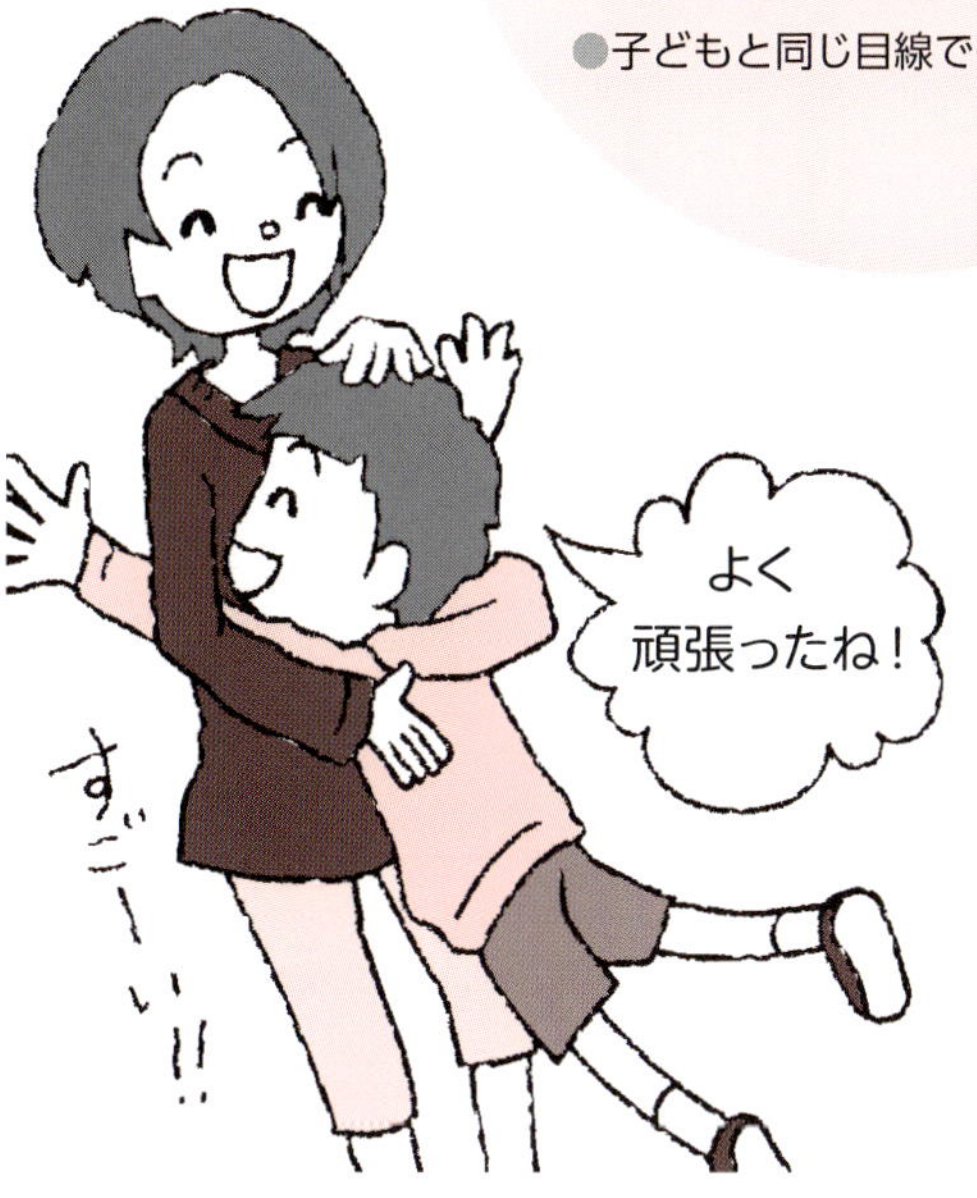

心理カウンセリングは年齢によっても異なる

発達障害の対応策の一つに心理カウンセリングがあります。その方法は、子どもの年齢によって違ってきます。幼児期、学童期、思春期、それぞれにはどんな心理療法があるのでしょうか。

まずは社会性をつけるトレーニングから

発達障害の対応策の一つに心理カウンセリング（心理療法）があります。これは、学校のスクールカウンセラーや保健所、精神保健福祉センター、医療機関などにいる専門家が行うものです。その中身は、プレイセラピー、行動療法、認知療法、家族療法、指導療法などがあります。

ＡＤＨＤの子どもに対する心理療法は、年齢によっても異なりますし、どんなアプローチを選ぶかによっても変わってきます。基本的なものとしては、集団指導として社会性を身につけられるようなソーシャルスキルトレーニングが行われます。社会性が身につけば、子ども自身が苦手として困っていたことの改善につながります。

幼児期は行動療法が中心

ＡＤＨＤの子どもでは、幼児期に多動性や衝動性をコントロールすることができなくて、周囲に対して困った（不適切な）行動をとることがあります。そこで、行動療法による対応として、次のようなことがたいせつになってきます。まず、具体的にどんな行動が問題なのかを見極め、それはどのような場合に起こっているのか、どんな行動なら問題にならないのかを、分析します。その上で、好ましい行動をしたら、ほめるか何らかのごほうび（トークンシステム：シールやポイントカードなど）で成果を見せ、その行動への動機づけを強めるようにします。困った行動については、どうするのか教え、わざとやっている場合は見て見ぬふりも必要になってきます。

学童期は認知療法が中心

学童期には不注意のために、学習の困難や社会生活上での困難が多くなってきます。認知療法による対応としては、ＡＤＨＤの認知障害が脳のワーキングメモリーや実行機能の障害であることを理解することが前提です。考えずに行動できるよう、順番に意味づけをして、朝起きて顔を洗う、食事をする、集団登校に間に合うように家を出るなどの、毎日の主な行動をいくつかに分けてノートに書き、それを読んで口に出させて実行させます。それを繰り返し、少しずつ心に刻みつけていき、やがてノートを見ないでも、口に出して言わないでも実行できるように指導します。覚えておくべきことややるべきこと、うまくいったことなどは、カレンダーや手帳に書き込むように指導します。

★思春期には家族療法と指導療法が中心になる

思春期になると不注意、多動、衝動性に加えて、それらによる二次的な情緒障害（うつ傾向などの心の障害）が現れてきます。家族療法による対応としては、ＡＤＨＤに悪影響を及ぼしていると考えられる家族の間のさまざまな葛藤の調整を行います。また、指導療法による対応としては、「失敗体験」や、仲間や教師に受け入れてもらえないことからの「自己評価の低下」を是正するため、自己暗示を利用して自己評価を上げるような指導を行います。

このような専門家による心理カウンセリングは、ＡＤＨＤの子どもにとってはとても大切なものです。また、子ども時代にＡＤＨＤだった親、アルコール依存やうつ傾向があるなどの問題を持つ親に対しても、心理カウンセリングが必要になることがあります。

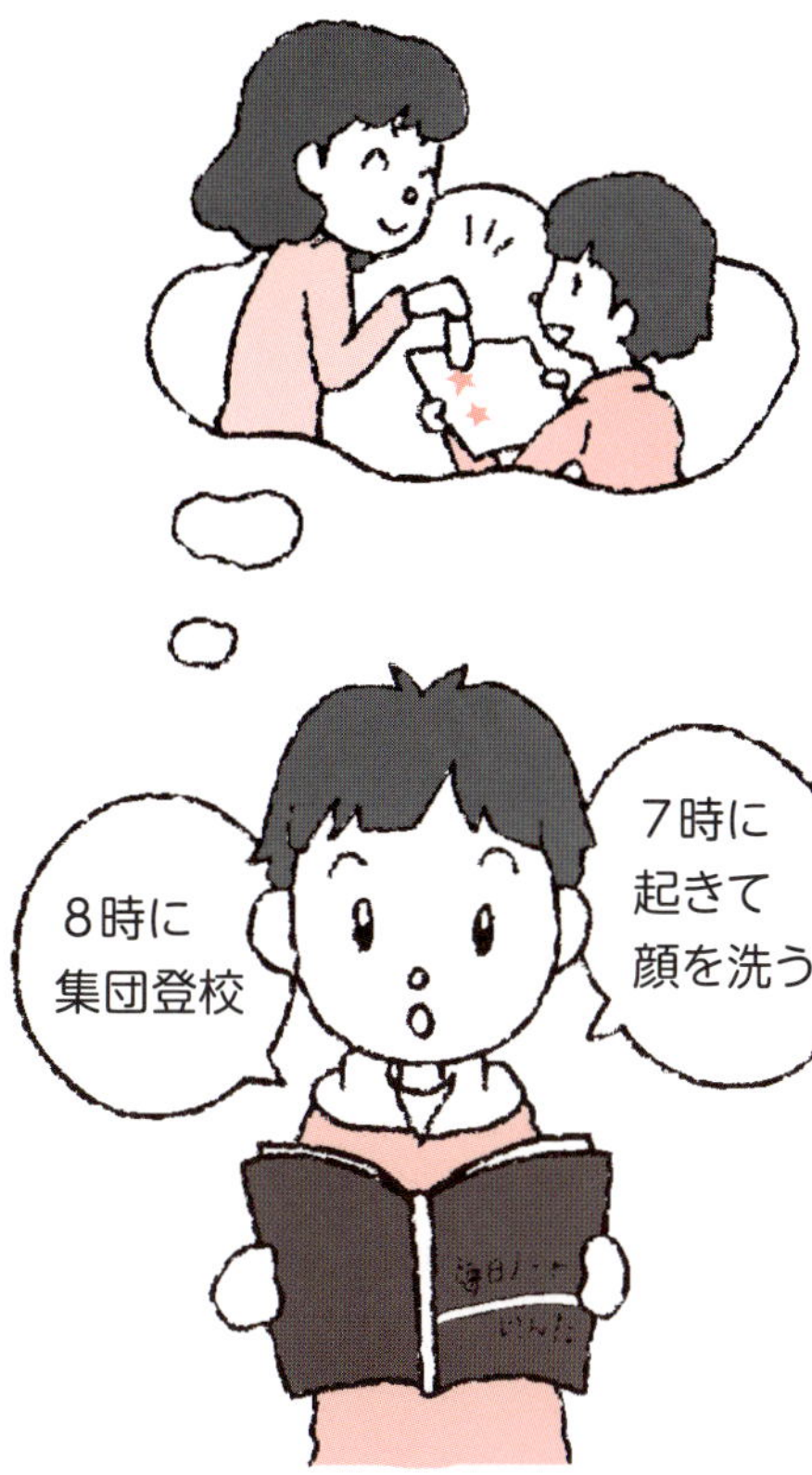

ＡＤＨＤは薬が効くことが多い発達障害

発達障害の中でもＡＤＨＤは、薬が効果的だとされています。脳の神経伝達物質に働きかけ、多動や衝動性を抑え、集中力を高める薬があります。むやみに薬を拒否しないで、医師に相談を。

★薬は補助的な手段

いろいろな取り組みをしているにもかかわらず、幼稚園や学校で相変わらず多動や衝動性が激しくて、問題行動がおさまらずに、周囲にひどく迷惑をかけるような不都合な状態であれば、薬による治療を考えることになります。ただし、これまで述べてきたような他の対応がきちんと行われていなければ、その効果は半減します。

ＡＤＨＤの多動や衝動性には薬が効果を発揮するのは、以前から知られていました。ただ、子どもに薬を服用させることについては、まだまだ抵抗が強く、薬を続けるとよくないのではないかと心配するあまり、服用させることを拒否する親も少なからずいます。しかし、最近ではＡＤＨＤへの理解も進み、薬の効果が科学的に裏づけされたことも手伝い、抵抗感もかなり薄まってきています。

しかし、繰り返します。薬の服用だけで、困っている問題がすべて解決するわけではありません。薬である程度、特性を抑えながら、問題を改善する方法をさぐりながら、その子ども自身が努力すること、自分を客観的に見ること、あるいは親をはじめ周囲の大人がサポートしてあげることが必要なのです。

★２種類あるＡＤＨＤの薬

ＡＤＨＤの基本症状を改善する薬として、２種類の薬に保険適用が認められています。コンサータ（メチルフェニデート塩酸塩徐放剤）とストラテラ（アトモキセチン塩酸塩）がそれです。

コンサータは、脳内のドーパミンの量を増やす中枢神経刺激薬です。ＡＤＨＤ特有の注意力の散漫さや多動・衝動性が抑えられます。以前は、同じ成分のリタリンという薬が使われていましたが、依存性が高く、現在はＡＤＨＤへの処方は打ち切られ

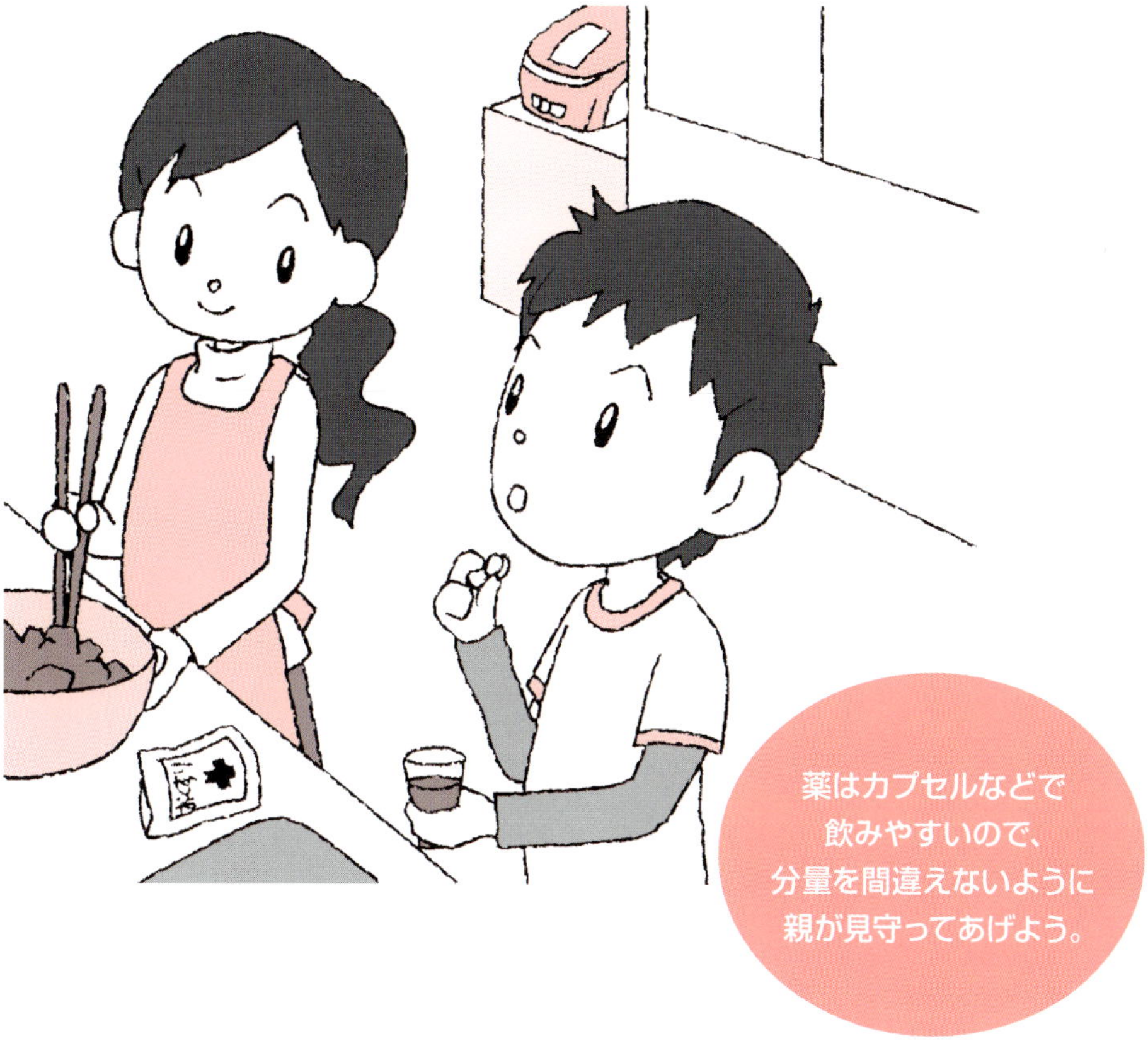
薬はカプセルなどで
飲みやすいので、
分量を間違えないように
親が見守ってあげよう。

ています。コンサータは徐放剤という、ゆっくり効果を発揮する加工がされているので、薬の血中濃度が急激に上がらないので、リタリンよりも依存性は低く、長時間効果が持続するとされています。チック、トゥレット症候群の子には使わないほうがよいでしょう。

ストラテラは、脳内の神経伝達物質の一つであるノルアドレナリンに主に働きかける薬です。ノルアドレナリンを増加することで、集中力を高め、段取り、時間概念を改善する効果があります。コンサータにくらべて効き目は穏やかで、効果が現れるまでに1ヵ月ほどかかると言われています

2つの薬とも、以前は18歳未満にしか使えませんでしたが、2013年から成人への処方も承認されています。どちらが効くのかは個人差もあるので、医師が様子を見ながら適した方を処方してくれます。

将来を考えた小学校、中学校の選び方

ＡＤＨＤでも、ちゃんと学校に行けるのか、誰もが不安に思うことです。しかし、発達障害支援法もあり、子どもが楽しく通えて楽しく学べる場があるはずです。

★先生と率直な話を

年齢的に入学や進学の時期が近づいてくると、子どもの進路について考えなければなりません。最近は、体験入学の機会を設けている小・中学校も増えていますので、参加してみるのもいいでしょう。

特性を持っている子どもが他の子どもとどのようにかかわるのかを、先生と一緒に見ることはとても大切です。

先生と相談するときは、あらかじめ「できること・できないこと」などの特性を隠さずに話すことです。そうすれば、先生も子どもの状態を正しく把握することができます。また、特別支援教育コーディネーターなどのサポート体制を取っているか、巡回の専門相談があるか、といった気になることなども積極的に質問して、確認しておきましょう。

もちろん、学校の方針や雰囲気が子どもの特性に合っているかどうかは、重要なポイントです。

★特性に合わせて考える

知的な障害がある場合や重度の発達障害児のためには特別支援学校（養護学校）があります。しかし、併存する知的障害が軽度、あるいは知的障害のない発達障害の子どもは通常の学校に入学できます。

その場合、学校の中に設置されている特別支援学級を利用することができます。それぞれ市町村の行う就学時健診を経て、教育委員会が子どもの特性を踏まえた適切な学校を選択するため、就学指導を行うことがあります。

学校選びで重要なことは、子どもがストレスを感じることなく、楽しく過ごせるかどうかが一番です。学校生活で「友だちとかかわるのが楽しい」という気持ちが芽生えることで、社会性の発達にもつながります。

発達の特性を持った子どもにとっては、通常学級で刺激を受けることが必ずしもメリットになるとは限りません。

クラスの仲間がその子の特性を理解できるかどうかも分かりませんし、本来、受けられる支援が受けにくくなることも考えられます。

通常学級にこだわらず、楽しく通えて楽しく学べる場所はどこかということを基準に検討してください。

「学ぶ場所」はいろいろ

発達障害の程度や種類、特性に合わせて検討しましょう。

療育施設

障害の特性に合わせて、発達を促す専門的な療育が受けられる。個人指導、少人数制指導など、学び方もいろいろ。市町村の福祉課や児童相談所で相談に乗ってもらえる。

保育園・幼稚園

サポートが必要な子どものために保育士を増やしたり、専門の巡回相談をしてくれたりする場合もある。園の方針を優先するのではなく、子どもに合わせて保育してくれるところを。

小学校・中学校

◆ 特別支援学校 ◆

心身に障害のある子どものための学校。少人数のクラスで、先生の目が届きやすい。先生は障害についての知識、経験も豊富、生活に役立つ指導も受けられるメリットがある。障害のない子とのふれあいが減り、刺激を受けにくくなるのがデメリットといえるかもしれない。

◆ 特別支援学級 ◆

小・中学校の中に設けられている、障害のある子のための少人数の学級。学習や行事、給食、休み時間などを通して通常学級の子どもたちと交流する機会もある。知的障害が軽度でコミュニケーションがある程度とれ、こだわりの少ない子には適していると思われる。

◆ 通常学級 ◆

友だちと一緒に通常の授業を受ける。他の子どもたちからよい刺激を受けるというメリットがある。しかし、コミュニケーションや学習理解に困難のある子は、クラスで孤立したり、授業についていくのがむずかしくなったりするというリスクもある。

◆ 通級教室 ◆

（知的と情緒学級がある）

通常学級に通っている特性を持っている子どもが週に1回程度通うことができる。通常学級の指導だけでは十分に能力を伸ばすことが困難な子どもにコミュニケーションや社会性を伸ばす指導をしている。

※地域や学校によってシステムや内容は異なります

どんぐり発達クリニック院長
宮尾益知

ドクター宮尾のつぶやき④

嫌いなことをするときには服薬するといい

ADHDの子どもは、自分の興味のあることはいくらでも覚えられるのに、興味のないことはやりたがらず、取りかかりも悪いし、ちっとも覚えられません。

服薬するとどうなるでしょう。嫌いな事が（漢字や教科書など）が眼前に迫ってきます。勉強しろ、勉強しろと言いながら。そういう子どもたちがかなりいます。

嫌いな事をやるためには服薬している方がよいのです。でも好きなことをやるときには邪魔になると言います。フレキシブルな考えができないから。

そうするとADHDの人の就労については、どのように考えればよいのでしょうか。

好きなこと、楽しみのある仕事を選ぶことが大事なことになります。そうすれば何の問題もなくなります。むしろ奔放な考え方が、新たな飛躍を生み出すかもしれません。

私も診療は好きなので、楽しくやっています。奔放に、感性を活かしながら。でも、書類書きなどは嫌いなので、とっかかりも悪く、とても時間がかかります。こんなときに服薬すればよいのだがなと思うこともありますが。

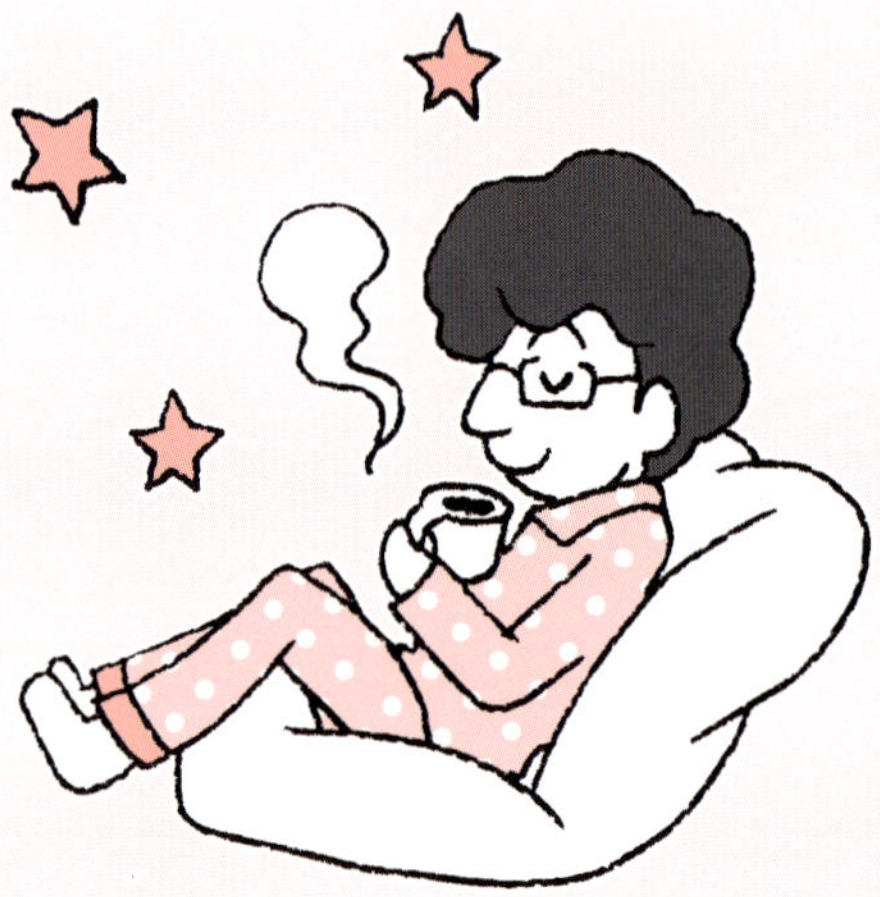

しかし、未だに実現していません。きっと、これからもずっと。

学校で暴れている子どもたち

学校で暴れていて手がつけられない、すぐに来て診てほしい。そんな緊急電話がときどき入ります。本当に重症なので、その電話のときは取るのにも躊躇します。

しかし、そんな子どもたちも、実際に会ってみると、案外素直でとてもよい子たちなのです。共通していることは、父親からの暴力を受けて育っていることでした。おまえが悪いから殴るのだ、そう言われながら暴力を受けてきた子どもたちでした。

悪いから暴力で抑えようとする父親。そうすると、その子にとっては、学校で自分が悪いと思っている子どもに暴力を振るうことは当然だという理屈になります。

そんな子どもたちと会って、じっくり話すと、とても素直だなという印象を持ちます。

きっと、こういう風に、自分の話を聞いてもらう経験がなかったのでしょう。

「暴力は振るいたくて振るっているの？」と聞くと、「ちがうんだ。止めたくても止められないんだ」、そんな答えが返ってきます。

「じゃあ、我慢できる薬を出すから、飲んでみたら。我慢できるようになるよ」と言って、薬を処方します。次にクリニックに来たときの、本人の嬉しそうな顔。頑張れた僕。そんな風でした。きっと、ほめられた経験がなく、薬のおかげもあるのでしょうが、よくなったんです。

こうして本人は、暴力行為を抑えられるようになっていても、家庭内の状況が変わらない子どもは、元の木阿弥のこともありました。父から逃げて、離れたところに行った子どもは、見違えるようによくなったそうです。薬を飲まなくても。

クリニックに来院しなくなった今でも、こういう子どもたちは、メッセージやショートメールやフェイスブックなどで、今の様子を伝えてくれています。

Column 4

正しい行動を教える ABA（応用行動分析）とは

問題行動の裏を探って 適正な行動に導く

最近、発達障害の子どもの療育にABA（応用行動分析）を利用した手法が注目されています。これは、行動分析学の創始者として知られるバラス・スキナー博士（1904〜1990）などが唱えた行動主義の考えから生まれた理論です。人間の行動は学習によって獲得され、不適応な行動は誤った学習の結果として起こる、という考え方をもとにしています。

発達障害の療育においても、この考えを取り入れることで、問題行動を減らし、適正な行動を伸ばし、そのことを常態化していこうという試みがなされ、ある程度の効果を上げています。問題行動の繰り返しは、周囲を困惑させますが、本人にとっては何らかの意味があることです。そこで、どんな状況のときに問題行動が起きるのか、また行動することでどんな結果を手にするのか、行動の前後を注意深く見て、一部を修正して、適正な行動に変えていこうという考え方です。

最も基本的な方法は、次の3ステップから成り立っています。

①先行刺激：簡潔な指示を子どもに出す。②反応（行動）：指示通りに行動できない場合は、ヒントを出す。③結果（後続刺激）：子どもが反応できたら、好きな物やほめ言葉をごほうびとして与える。

この繰り返しで、ヒントがなくても適正な結果が出るようになれば、いいわけです。しかし、綿密な計画を立てて進めることが必要で、中途半端だと逆に問題行動を増やしてしまうこともあります。興味がある場合は一度、医師や専門家に相談してみるといいでしょう。

〈課題例〉順番を守らせる

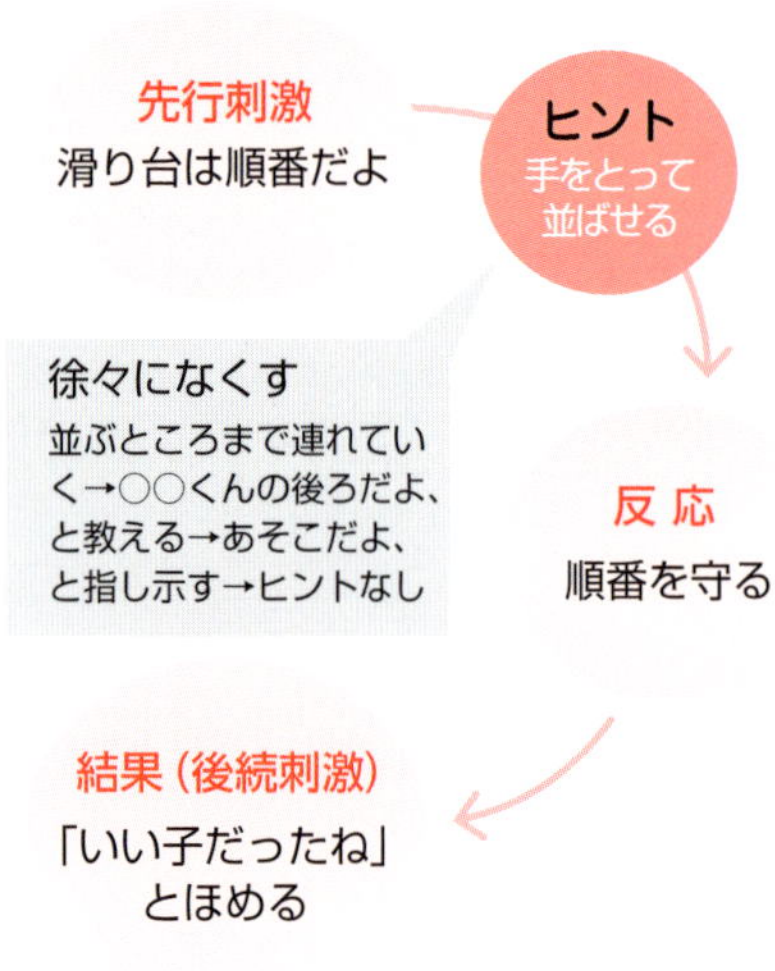
先行刺激
滑り台は順番だよ
ヒント
手をとって並ばせる
反応
順番を守る
結果（後続刺激）
「いい子だったね」とほめる
徐々になくす
並ぶところまで連れていく→○○くんの後ろだよ、と教える→あそこだよ、と指し示す→ヒントなし

第5章

診察室から見たADHDの子どもたち

―― ドクター宮尾のカルテから ――

宮尾先生の「どんぐり発達クリニック」には毎日、たくさんの子どもたちがやってきます。その一人ひとりと丁寧に対応しながら、宮尾先生は様子を見ていきます。同じＡＤＨＤと診断されても、状態はそれぞれです。経過もまた、スムーズに運ぶ場合もあれば、手こずるときも。ここでは、先生のクリニックで見た実例を紹介しましょう。

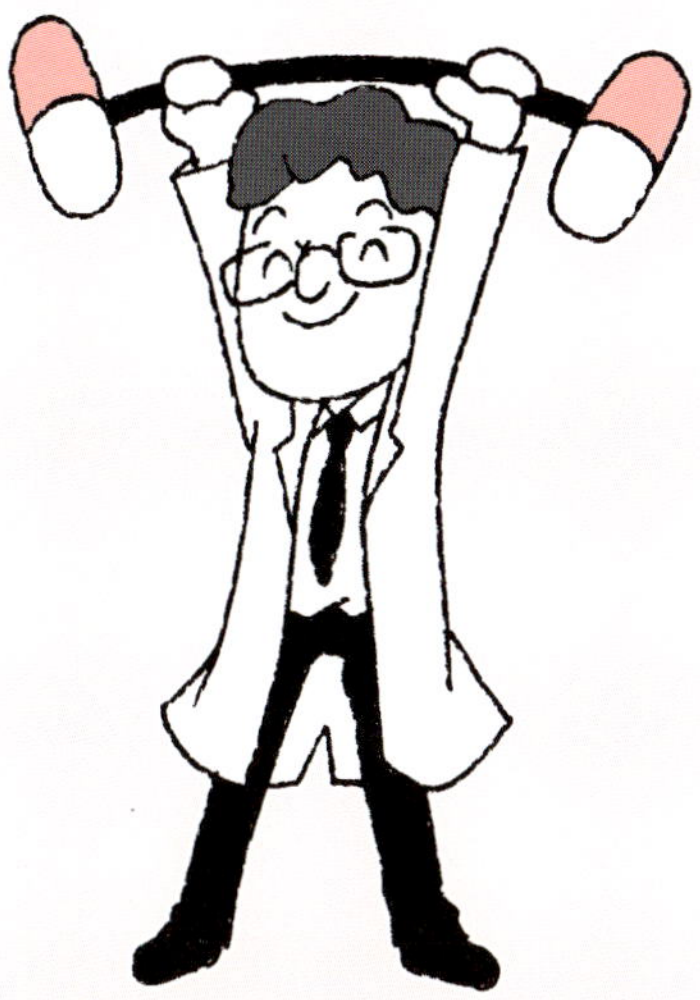

愛情を確信できていなかった8歳の男の子

学校の先生から緊急電話。暴力を振るい、訴訟沙汰にまでなった男の子。薬の服用を始め、明らかになった家庭での問題も解消。一つ一つの要因を取り除くのが本当に治療だと気づかせてくれた。

同級生の親から受診の嘆願書まで出された子

親しい学校の先生から緊急電話が入りました。

「8歳の男の子です。学校で落ち着いて座れないし、すぐ暴力を振るってしまう。学校では一度、病院に行って診察してもらった方がいいのではと話したのですが。親は、私もそんな子ども時代だったし、いずれ落ち着くんだからと言うばかりでした。そのうちに、同級生の保護者から受診を勧める嘆願書が出され、ある女の子の親からは、殴られて心の傷ができてしまったとして、訴訟まで起こされてしまったんです。診てもらえますか」

本人と母親、それに担任と例の先生の4人でやってきました。幼い感じでしたが、素直で反応もよい子どもでした。しかし、国語の漢字と文章、算数の計算と文章題が不得意という学習の困難も抱えていました。ADHD-RS（ADHD診断のチェックリスト）を行いましたが、ADHDの可能性が高いという結果が出ました。WISC（児童知能検査法）では言語性がやや高いのですが、80前後と平均をだいぶ下回っていました。特に低い値だったのがWM（ワーキングメモリー）でした。

本人のよくなりたいといった思いを聞き出してから、メチルフェニデート徐放剤を始めました。そうして次からは、子ども、母親といった順番で診療することにしました。

薬なんか飲ますなと怒鳴り込んできた父親

しばらくして、父親が薬を飲ますなんてとんでもない、と怒鳴り込むようにやってきました。「俺の子ども時代と同じだし、自分は社会に出て結婚もできているのだから平気だ。薬なんか飲まなかったのだし」という主張でした。「俺は頑張ってしつけている。時には殴ったりもするけどな」。私は、こう返しました。

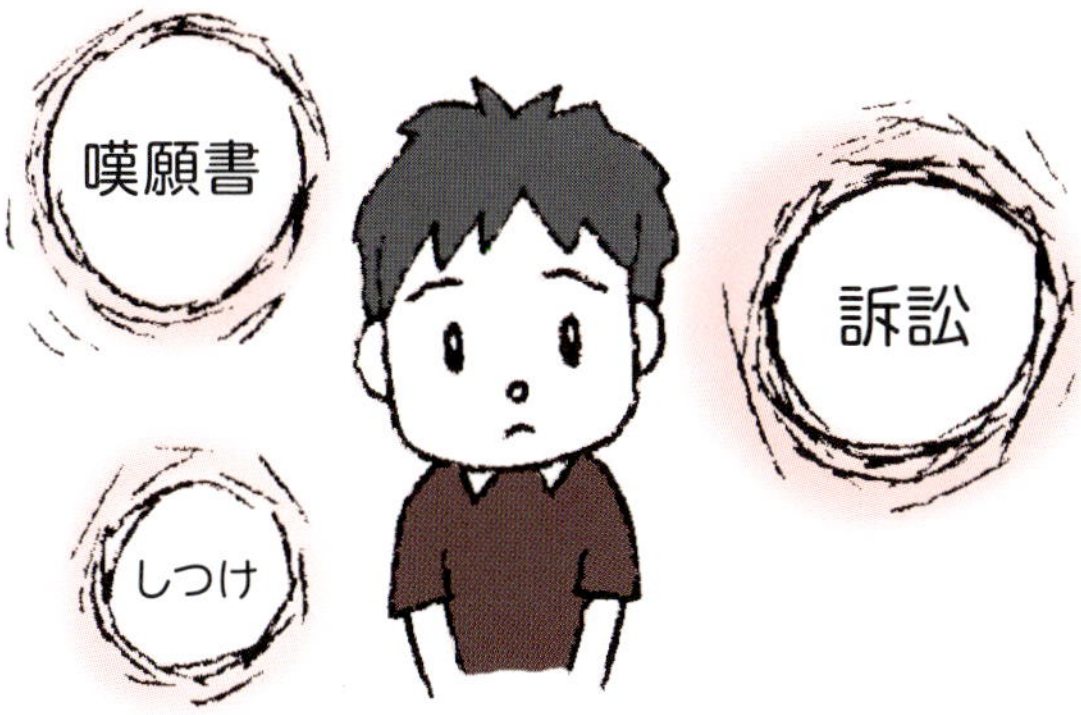

「そうですね。昔はよかったですね。隣の柿を取っても、憎らしいオヤジの家のガラスを割っても、怒鳴られるだけですからね。でも今は警察が来ますよ。現に、お子さんと親御さんが訴えられてしまっているじゃありませんか。数百万円ですよ」と。

父親に、いつごろから今のようにキチンとした行動ができるようになったのか聞くと、小学校5年生とのことでした。この時期は、不思議と他の発達障害の特性を持つ親から聞き出したのと皆同じです。10歳前後で大人と同じような考えができるようになり、自分を客観的に見ることができると言われています。その時期なのかもしれません。

そうして、あと一言。「お父さんが、おまえが悪いことをしたから殴るんだと言えば、子どもは相手が悪いことをしたと自分が思えば殴りますよ。犯罪を起こしている思春期の子どものほとんどは、そのような環境があると言われているんです」。そう言って終わりました。

その後、裁判は、父の態度が悪い、反省がないとして、数十万の賠償金が課せられたそうです。実は両親の仲も悪く、母親の心の中では離婚も視野に入れていました。子どもは学校ではよくなりましたが、家ではイライラさせられることが多々あったわけですから、なかなか改善しません。あるとき、母親が「あんたなんか、もう嫌だ。死んじゃえばいいんだよ」と言ったとたん、子どもは首に縄を巻いてベランダに走って行ったんです。「ここから飛び降りるんだから」と。母親が驚いて先生に電話、先生が駆けつけて説得し、事なきをえました。

こういう子どもたちは、愛情を確信できていません。愛情を確信できている子どもには、親はああ言うけど本当は違うと思うよという確信があります。でもこのような子どもたちにはありません。

こうしてお母さんも変わっていきました。離婚も成立し、お母さんの実家に帰り、服薬しながらですがとてもうまくいっているそうです。もうすぐ薬もやめられると思います。一つ一つ要因を取っていくことが本当の治療だと思います。

薬で苦手を克服し、自信も持てた女の子

友だちがいない、ボーッとしている、いじめも、そんな訴えで来た女の子。両親は音楽家。診断はＡＤＨＤ＋特定不能の広汎性発達障害。薬で苦手を克服し、音楽の才能にも目覚めました。

★薬のおかげで、片づけもでき、忘れ物も減った

ある女子大の心理外来での初診は8歳の女の子。お父さんが歌手で、お母さんはピアニストです。友だちがいない、何かボーッとしている、いじめられることも多いというのが主な訴えです。とても暑い日でした。部屋の中もあまり冷房が効かず蒸し暑くなっていました。第一印象は何か自信のなさそうな、質問しても簡単にしか答えられない子でした。そのときその子がスカートをパタパタと仰ぐようにしたのです。子どもですが、いささか驚きました。この子は周りを考えないで行動しているなといった思いを持ちました。

国語と算数ができないそうです。知能検査で言語とＷＭと処理速度はあまり高い値ではありませんでした。ＡＤＨＤ－ＲＳでは、不注意の項目が高得点でした。片づけられない、だらしがない、忘れ物など多くの問題点が述べられました。

両親が音楽関係なんだから、音楽の才能はどうですかと聞いてみると、お父さんが「音楽家は頭がよくないとダメだし、厳しい世界だから音楽は習わせない」と言っているそうなのです。よく聞いてみると、国語の点は悪いけど、お父さんが歌う海外の歌は一度で正確な発音で歌えるそうです。音階も含めて。

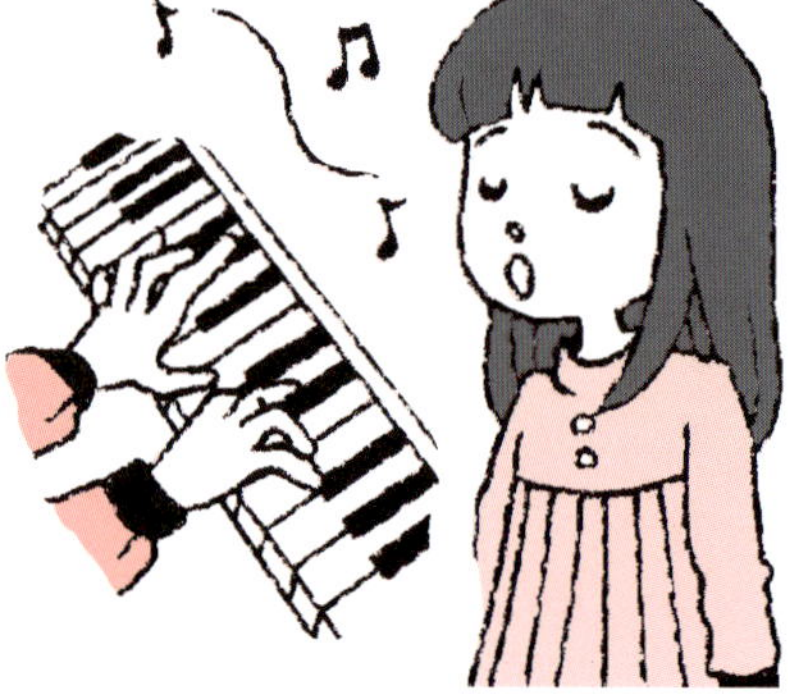

友だちがいないということからＳＳＴ（ソーシャルスキルトレーニング）から始めました。女子大ですから、女の子の振る舞いも含めて。そ

の後は、医学的観点からの関わりとして成育医療センターで診察することにしました。

診断はＡＤＨＤ＋特定不能の広汎性発達障害（自閉症スペクトラム障害：感覚過敏、こだわりがないタイプ）。こういう女の子の治療は、アトモキセチンを少量使うことが推奨されます。しばらくしてお母さんから、片づけができるようになり、忘れ物が減って、話が通じるようになりましたとの報告がありました。

★音楽を通して自信もつき 英語の発音でも認められ

次はこの子に、自分もできるんだという自己有能感をつけてあげなくてはなりません。お母さんに、お父さんの歌を聞いただけで正確に歌えるのだから、音楽を教えてみたらとお話ししました。その後、お子さんの音楽に対する興味を感じられて、音楽大学の附属小学校に転校されました。私は、続いて次のようにアドバイスをしてみました。

「お母さんがピアノを教えてみられたらどうでしょうか。ただ気をつけてください。母であることと、ピアノの教師であることを、キチンと分けてください。母でピアノの教師であると、子どもに過剰な期待がかかってしまいます。自分の子どもに優しい母と厳しいピアノ教師を演じるのは難しいでしょうが」

お母さんは、自分のレッスンスタジオで教え始めました。その後からお母さんから子どもへの厳しい言葉が聞かれるようになったのです。あるときお母さんに、お子さんの才能はいかがですかと聞いてみました。

「才能はあると思います。私がこの子ぐらいのときは、ここまで才能がなかったですから。プロになれるかもしれません」とのことでした。ついでにずっと私の思っていた疑問として、モーツァルトになれるかどうかは、いつごろ分かりますか、と聞いてみると、「そんな子は3歳で分かります。この子は違います」との答えでした。

その後、母子関係がぎくしゃくしてきました。お母さんは他の方にピアノ教師を頼まれました。それからは、お母さんからは優しい言葉が聞かれるようになりました。こうしてこの子は音楽を通して自信が生まれ、英語の聞き取り発音がすばらしいと、みんなも認めるようになりました。残る悩みは、計算間違いが多いということです。メチルフェニデート徐放剤を使用すると、文字もきれいに、計算のうっかりミスもなくなりました。通っていた個別教育の塾の効果もあるとは思いますが。

こうして、環境を変え、自信を持つようになり、苦手を克服するのに薬の力を借りました。すてきな音楽家になるとよいですね。

関西から新幹線で往復したLDの子

関西の知人から紹介されたのは、読み書きができない学習障害の子でした。新幹線に乗ってきた子に、東京学芸大学の小池先生と連携して開催している「漢字学習セミナー」を紹介しました。

★ 漢字の読み書きができなくて困っている子

ある日、関西にいる私の友人の医師から「ディスレキシアって知ってるか」と電話がありました。知り合いの女の子が小学校に入学したが、読み書きにつまずいて、だんだん自信をなくしてきている、何とかならないかな、ということでした。「知っているけど、医療機関で診てくれるところはあまりないよ。どんぐりでよければ診てあげるけど、ディスレキシアに関しては、と東京学芸大学の小池敏英先生とも連携しているし」と答えました。「分かった。話してみる」との答えの後、両親ともども東京まで来て、どんぐりで受診しました。

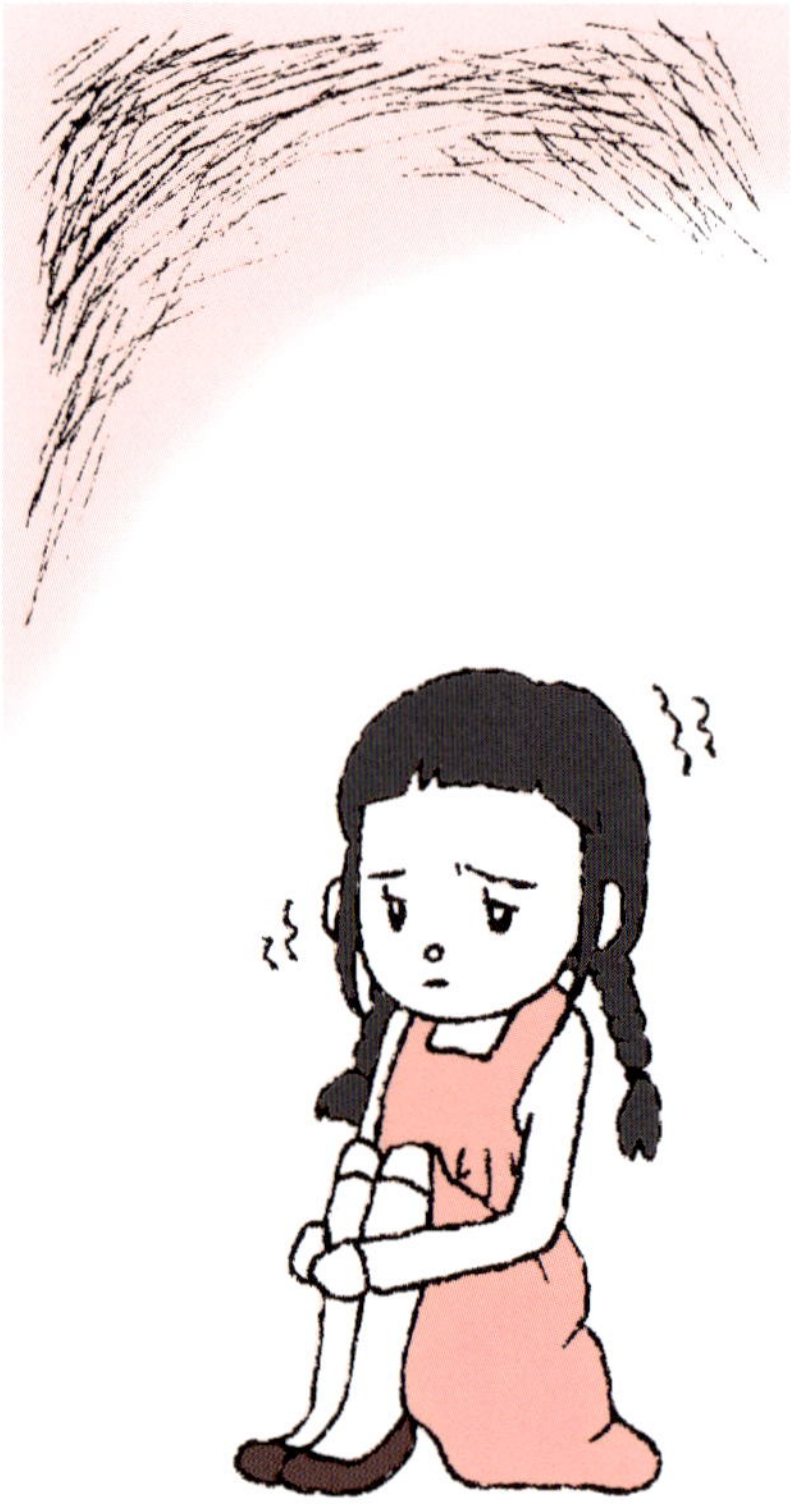

　会ってみると、自身がなさそうで、おどおどして、あまり自分からは話しません。学校で、できない自分が明らかになってしまい、どんどん自信をなくしているとのことでした。

　ここまでどうやって来たのか、書いてもらう事にしたのですが、書こうとしません。書くスピードは遅く、書き順もむちゃくちゃ、文節に切ることもできないし、ひらがなばっかりの文章でした。読んでもらったのですがたどたどしく、助詞を読み間違えていました。

音韻認知の障害による読字障害と考え、WISC（児童知能検査法）を行ったところ、言語性とWM（ワーキングメモリー）が低値でした。直ちに小池先生にお願いして、漢字学習を始めてもらいました。

新幹線で15回も往復した保護者とその子に拍手

小池先生には、これまでで約50人の漢字が書けない子どもたちのトレーニングをお願いしてきました。毎週土曜日で、第1回はどんぐりで、第2と3回は四ッ谷の出版社の会議室で行なっています。

小池先生からは、読字障害で書字障害があるので、トレーニングは読字障害から始めて、書字の問題を扱うと言われました。最初は、音韻認知訓練から始め、部首の認識と記憶、漢字の分解、意味づけと進めていきます。セミナーは個々人に専用のPCによる課題が作られるといった、至れり尽くせりの状態で行われます。家が関西と遠いので、スカイプでとの提案もありましたが、せっかくだから毎週来ますと答えられました。

こうして毎週、15回にわたって金曜日の夕方に東京に来て、翌日トレーニングを行なって帰るということがつづきました。私は、隔週で会っていましたが、どんどんと表情が明るくなり、終わりに近づいたころには、漢字のテストで90点が取れましたと笑顔の報告がありました。今は、漢字の勉強をすることが楽しいそうです。診ていく中で、片づけ、段取りができないことも告げられたので、アトモキセチンの投与も始めました。この課題も克服して、以前にもまして自信が出てきて、笑顔が増えてきました。

今では学校でも友だちともよく遊び、元気に発言し、楽しく学校生活を送っているとのこと。今も3ヵ月ごとに通っていますが、新幹線で往復した保護者の情熱と、頑張れた子に拍手したいと思います。

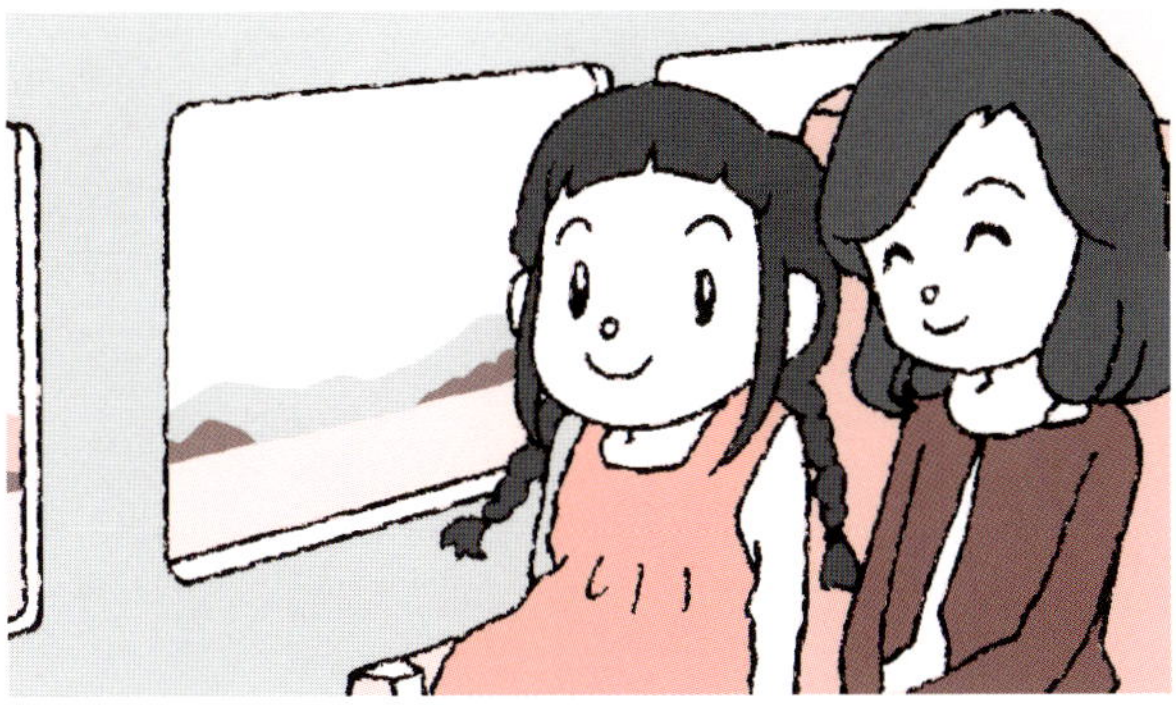

どんぐり発達クリニック院長
宮尾益知

宮尾《ドクター》のつぶやき⑤

ADHDの特性とWM

ADHDについては、さまざまな研究から、まず、遂行機能障害が唱えられました。行動するときには、過去の経験と現在の目の前の状態をWM（ワーキングメモリー＝作動記憶）に一時的に蓄え、その内容から計画を立て遂行していくのですが、この遂行機能に障害があるという説でした。すなわちWMの量が少ないという考え方でした。

このことは自己抑制にも関係しているため、自己コントロールができないと考えられました（『自分をコントロールできないこどもたち』講談社刊に詳述）。

その後、これでは衝動性を説明するには不十分であるということが言われるようになり、報酬系に問題があるとの説が出されるようになりました。報酬系、すなわち目の前の報酬に飛びつき、長期的な報酬を求めての行動ができないと言われました。このことから、前頭前野でドーパミンに関連していると言われているのです。

次いでADHDの人は片づけられない、忘れ物をする、時間が守れないということを説明するために、段取り・時間概念障害説が唱えられました。この過程が、頭頂葉と小脳の機能と関係していて、ノルアドレナリンが関与していると言われています。

ADHDの治療

◆薬物療法

緊急性を有するのは衝動的な行動を抑制することですが、効果としては多動、不注意に対する効果も期待して用いられます。

症状に対する対処療法ですので、まず、生活の改善を図って環境を整え、心理的対応を行っていくことが最も能率的です。

日本ではメチルフェニデートの徐放剤（商品名「コンサータ」）が小児期での適応薬として認可されています。以前は、18歳未満の処方でしたが、2013年に成人期への適応も認められています。メチルフェニデートは、前頭前野皮質の、主に脳内のドーパミン・トランスポーターに作用することで、ドーパミン量を増やします。

2009年、主にノルアドレナリンの再取り込みを阻害する作用を持つアトモキセチン製剤（商品名「ストラテラ」）が認可され、こちらも2012年に、成人期の適応追加の承認を取得しています。また、2013年には、飲みやすい内用液が発売されました。

◆心理的対応

心理療法は、行動療法を薬物療法と組み合わせた場合に最も効果が見られます。

行動療法は、衝動性が眼の前にある報酬に左右されることから、ごほうびとしてメダルやシールなどを用いて行動を制御するようにします（トークンエコノミーと呼ぶ方法）。

また、本人の症状をコントロールすることよりも、本人の特性にあった環境を整えることが重要です。日常行動をパターン化する、大まかな分類にしてカテゴリーを少なくするなどの、ワーキングメモリーを使わずに行動できるようにしておくことです。

こうした療法で、自分自身を客観的に把握し、認識する「メタ認知」と呼ばれる能力を手に入れることで、ADHDの症状が改善することはよく知られています。

◆ワーキングメモリートレーニング

数秒間で情報を記憶し、それを処理して、思考するためにその情報を使うための認知機能がワーキングメモリー（WM）です。

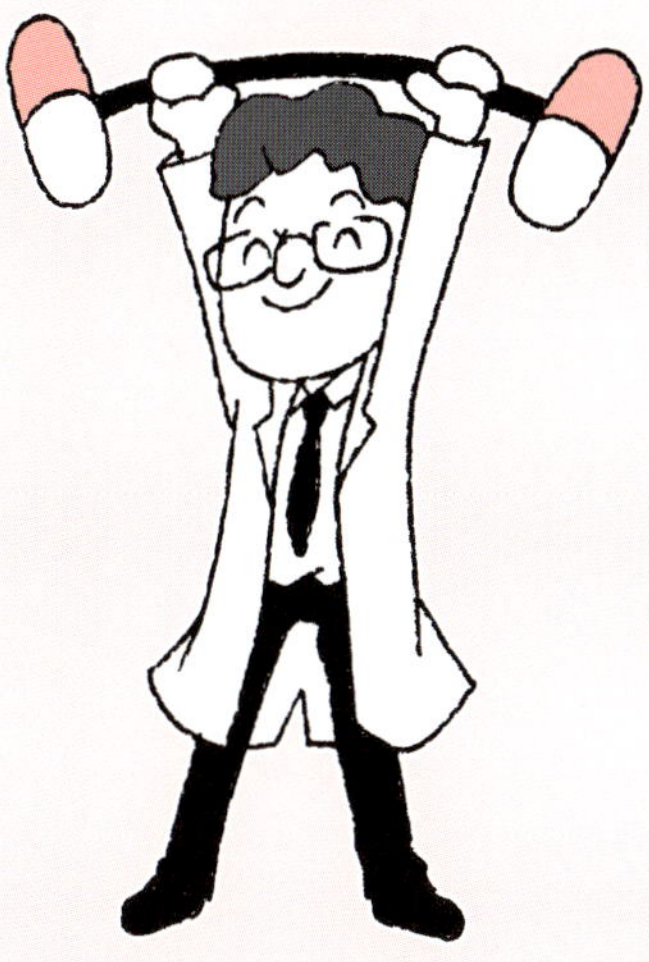

注意と集中に関係していて、ADHDでは、このワーキングメモリーに問題があることが分かっています。ですから、医学領域ではコンサータ、ストラテラなど、WMに影響を及ぼす薬物を使用するのです。

心理領域では、WMの機能を上昇させるコンピュータによるトレーニングが行われています。

有名なものとして、スウェーデンのクリングバーグが開発したコグメドのトレーニング、とスコットランドからアメリカに移ったアストンが開発したジャングルメモリーがあります。両者ともに、効果があることは実証されています。日本でも行われているので、服薬に抵抗がある場合には試みてもよいかもしれません。

Column 5

こんな状態や病気と間違われやすい

自己診断はせずに専門家の判断を

ADHDが、まだあまり知られていないときは、不注意や多動、衝動性が脳の認知機能に障害があるために症状が出てくるということが、周囲（幼稚園や学校の先生など）になかなか理解されず、単に「家庭でのしつけの問題」とされることが多かったものです。そのことが、多くの親を苦しめてきました。

しかし、最近は子どもの行動や情動の問題にも目が向けられ、発達障害への認識も広がって、ADHDに対する周囲の関心も高まってきました。また、ADHDに関する本もたくさん出版され、インターネットを通じ情報も得られるようになってきています。医療機関や教育機関におけるADHDへの理解も深まっています。「うちの子はADHDじゃないか」という相談や受診が増えてきているのです。そうした人たちの中には、自己診断で、「ADHDだから薬で治療してほしい」と勝手に決め込んでいる人も少なくありません。ADHDは、認知機能に障害があるため「行動に問題を生じている状態」ですから、他の精神疾患とはおのずから対応が異なってきます。

うつ病や自閉症と症状が重なることが多い

ADHDの症状によっては、発達のある段階で、精神遅滞や自閉症、うつ病などの神経・精神疾患の症状と重なる場合がしばしば認められます。このような場合には、ADHDとその他の神経・精神疾患とをはっきり区別できないと、対応をあやまることになります。

対応をあやまると、症状の悪化にもつながりかねません。つまり、自己診断はとても危険だということを胸に刻んでおいてください。

親や家族の人が少しでもおかしいと思ったら、積極的に専門機関に相談してほしいものです。ADHDでなければ安心ですし、診断されても早いうちから対応が取れるので、その後の発達に合わせたサポートが可能になります。

くれぐれも一人で悩まず、また自分勝手に思い込み診断名をつけることをせず、専門家に相談しましょう。

第6章

家族全員で協力を

ＡＤＨＤの子どもも家族の一員です。その子どもが生きやすくなるのも、生きづらさを感じるのも、家族のサポートにかかわっていると言ってもいいでしょう。誰か一人が責任を負うのではなく、家族全員が協力することです。また、親の発達障害が見つかる場合もあります。家族の関係を見直すきっかけにしてみてはどうでしょう。

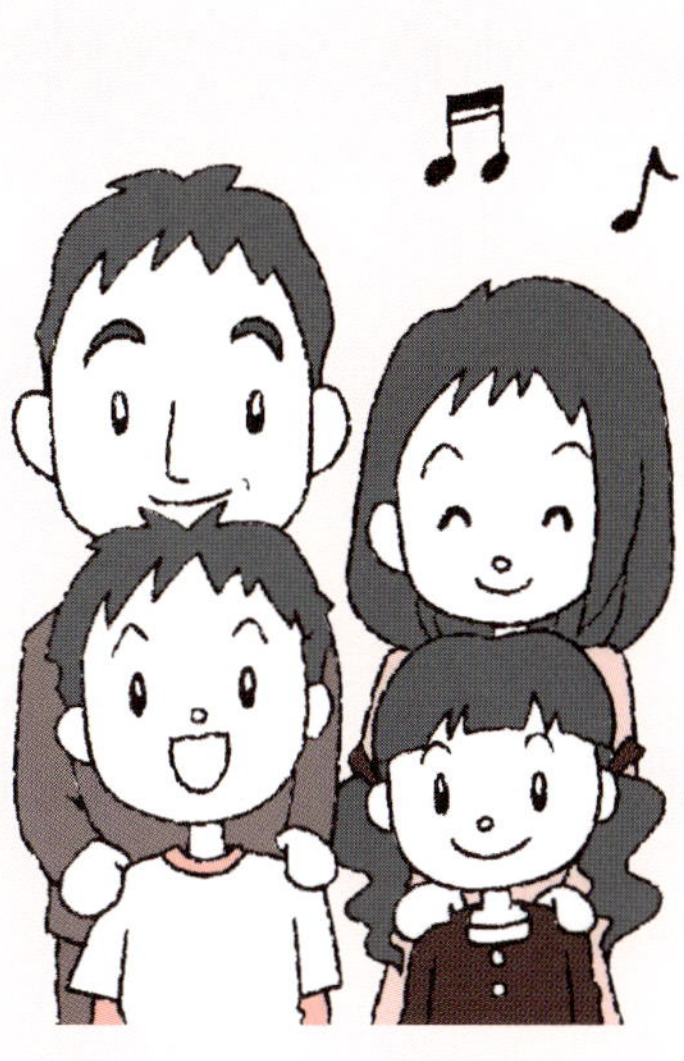

家族の関係性を考えることも重要

さまざまな対応をしても、なかなか改善しない場合、その原因を本人や親の資質に求めるのではなく、家族の関係性に着目するのが「家族療法」です。

家族相互の関係性に着目する家族療法

発達障害の子どもはケアを受けることで、安定して暮らせるようになっていきます。これまでにも説明してきたように、その子どもの特性に合わせた教育的な対応から、医学的な対応まで、さまざまな対応がありますが、中にはなかなか改善しない例もあります。そうした場合、子どもが直面している問題の原因を、本人や親の個人的な資質に求めるのではなく、家族相互の関係性に着目するのが、家族療法です。

家族は誰か一人で成り立っているものではありません。もちろん、子どもの生活も、家族全員と深くつながっています。子どもは家族の影響を受け、家族へ影響を与えます。家族は、それぞれが互いに影響を及ぼしながら、形成する一つのシステムだととらえるのが、家族療法の基本的な考え方です。

家庭で何か問題が起きると、どうしてもその部分だけに目がいってしまいがちになります。例えば、子どもがかんしゃくを起こすと、その原因を突き止めて、解消しようとします。しかし、必ずしも特定の原因があるとは限りません。両親やきょうだいとのかかわりの中でさまざまな不満が積み重なり、かんしゃくを起こしやすくなっている子どももいます。問題には家族全体の関係性がかかわっていると考えるのが、家族療法の特徴です。家族の関係性が、ある種の機能のように働き、問題を起こしていると考えるのです。

悪循環をなくし家族全体で変わること

家族を機能として見ると、関係が悪くなっている家族は、機能不全を起こしている状態で、互いに相手を責めて、傷つける悪循環に陥っていることが分かります。自分たちでは、なかなかその機能不全に気がつかないので、医療機関などの第三者の力が必要になってきます。

家族療法には、さまざまな定義がありますが、ここでは家族の関係性を取り扱う治療やケアを全般的に、広い意味での家族療法としています。別の言い方をすれば、家族療法的なアプローチと言ったほうがいいかもしれません。しかし、家庭の悩みを解消するには十分です。発達障害に詳しい医療機関の中で、家族のことを見すえて対応しているところを探しましょう。精神科や小児科、カウンセリングセンターに、家族療法を行っている専門家がいます。家族療法では、面談を1～2カ月に1回くらいの割合で行います。毎回、家族全員がそろわなくても、両親だけ、もしくはどちらか一方の親だけで面談を受けることがあります。

面談の他に、関係性を＋と－で具体的に考えて、家族図として家庭でノートに書き出すこと、睡眠や食事の生活習慣を見直すことなども指導されます。これらのことも、家族の関係性に働きかけ、見直すという点で、家族療法の一環と言えます。

家族療法そのものが、発達障害そのものを改善するというものではありませんが、家族が子どもの特性を理解し、その上で働きかけができるように導いてくれるものです。さまざまなケアを行っているのに、なかなかうまく改善しない、もしくは家族間で理解度が違い、一人で悩みを抱えってしまっている、そんなときは一度、専門家に相談してみましょう。

家族はみんなつながっている

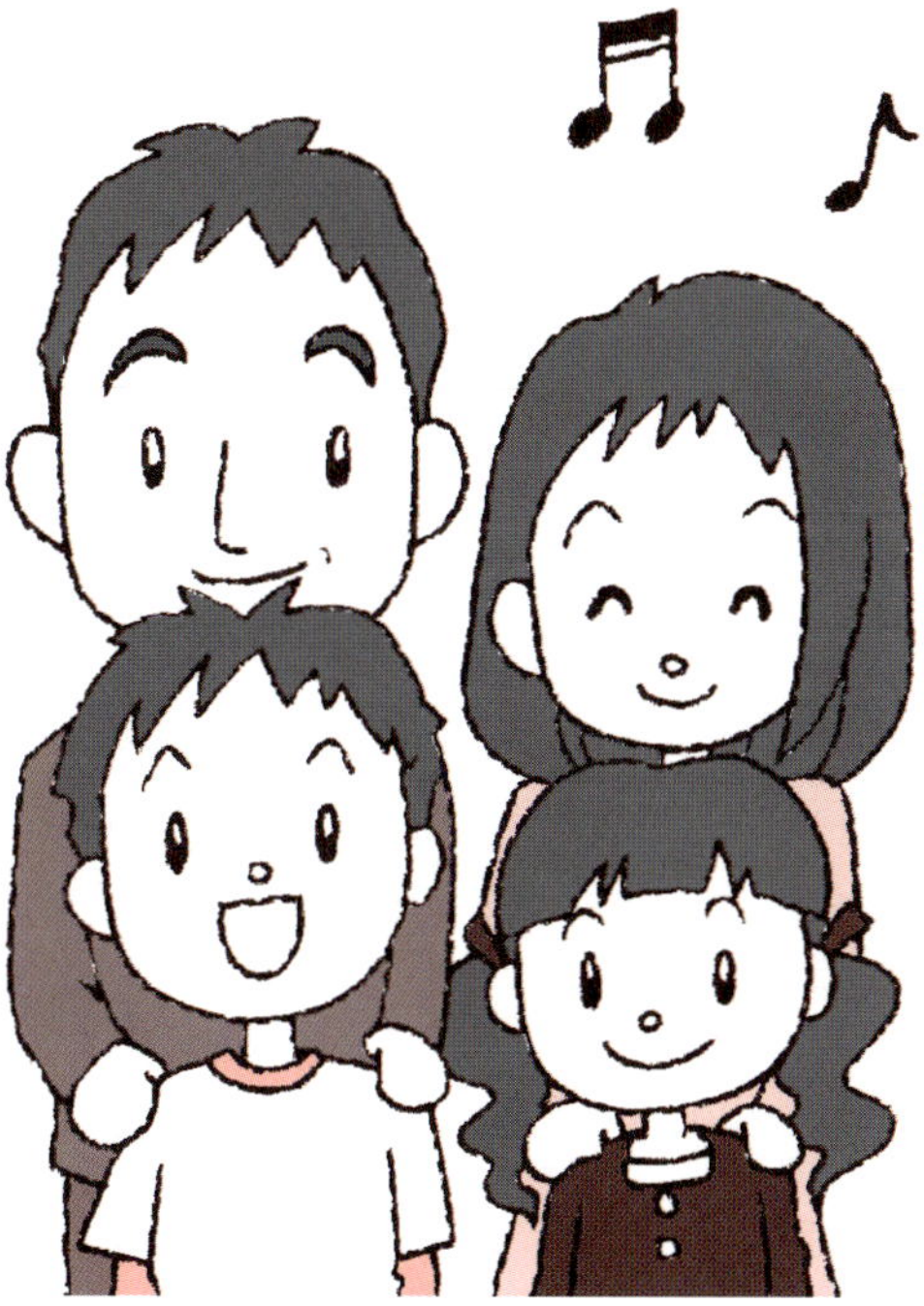

親のトレーニングがある 子どもへの接し方を学ぶ

子どもへの理解が深まり、効果的な対応ができるようになるための「ペアレント・トレーニング」。どうしても文句を言いたくなったとき、このトレーニングを受けてみるのもいいでしょう。

★子どもへの理解が深まる

ペアレント・トレーニング（ペアトレ）は、その名の通り、親が子どもを理解し、子どもへの対応を学ぶ治療法のことです。

その目的は、子どもへの対応について、親への指導をすることで、子どもの困った行動を減らし、適切な行動を増やすことです。親が子どものよいところを積極的に見つけ、意識的にほめることを身につけるのが基本となります。特にADHDの子どもは、どうしても文句を言いたくなる行動が多いものです。その対応を考える上で効果的な行動療法的プログラムです。

親は子どもの問題点を「こんなこともできないのか」とがっかりし、ついきつい調子で注意しがちです。逆に、いい面については、「できて当たり前」と思いがちです。治療者は、発達障害の特性を親に説明するとともに、難しい子育てに自信をなくしがちな親を支えるように働きかけてくれます。自分自身で考え行動しているより、専門家がペアトレの理論に基づいて、子どもの行動を分析し、その特性をつかんで、指導してくれますから、親の子どもへの理解が深まり、効果的な対応ができるようになるのです。

★まず、ほめ方を学ぼう

ペアトレで示されるのは、まずほめ方についてです。子どもは誰でも「ほめられたい」「注目されたい」という欲求を強く持っています。親が子どもにとっての「ごほうび」となるようなほめ方を身につければ、子どものよい行動を増やしていくことができます。

専門家の指導を受けるとき、子どもの好ましい行動、困った行動を具体的に書き出してみることが大事です。それによって、その子どもの状況を分析し、わかりやすい指示の出し方やほめ方を教えてもらうのです。指示通りにできたり、よい行動をしたりしたときは、その場でほめるようにしましょう。

ほめ方のコツを挙げておきます。

- **基本は「とにかくすぐほめる」**
- **行動が始まったらすぐにほめ、終わったあともすかさずほめる。時には反省も必要**
- **ほめるときは、目と目を合わせて**
- **抱きしめたり、頭をなでたりするのもよい**

ボディタッチをいやがる子には、言葉やサインだけで伝える

- **ほめ言葉は簡潔に。「じょうずに○○できたね」「○○してくれてありがとう」「すごいね、○○できた！」**

困った行動をしたら、すぐに反応するのではなく、何をしてほしいのかを告げてから無視するとよいでしょう。そうした困った行動には何らかのメッセージが込められているものです。そこを読み解くのも親の役目です。例えば、何か欲求を伝えたいのか、いやなことから逃れたいのか、注目を集めたいのか、などを見極めてください。

そして、子どもが落ち着いたら、どうすればいいかを指示し、その通りにできたら、ほめてあげることが大切です。

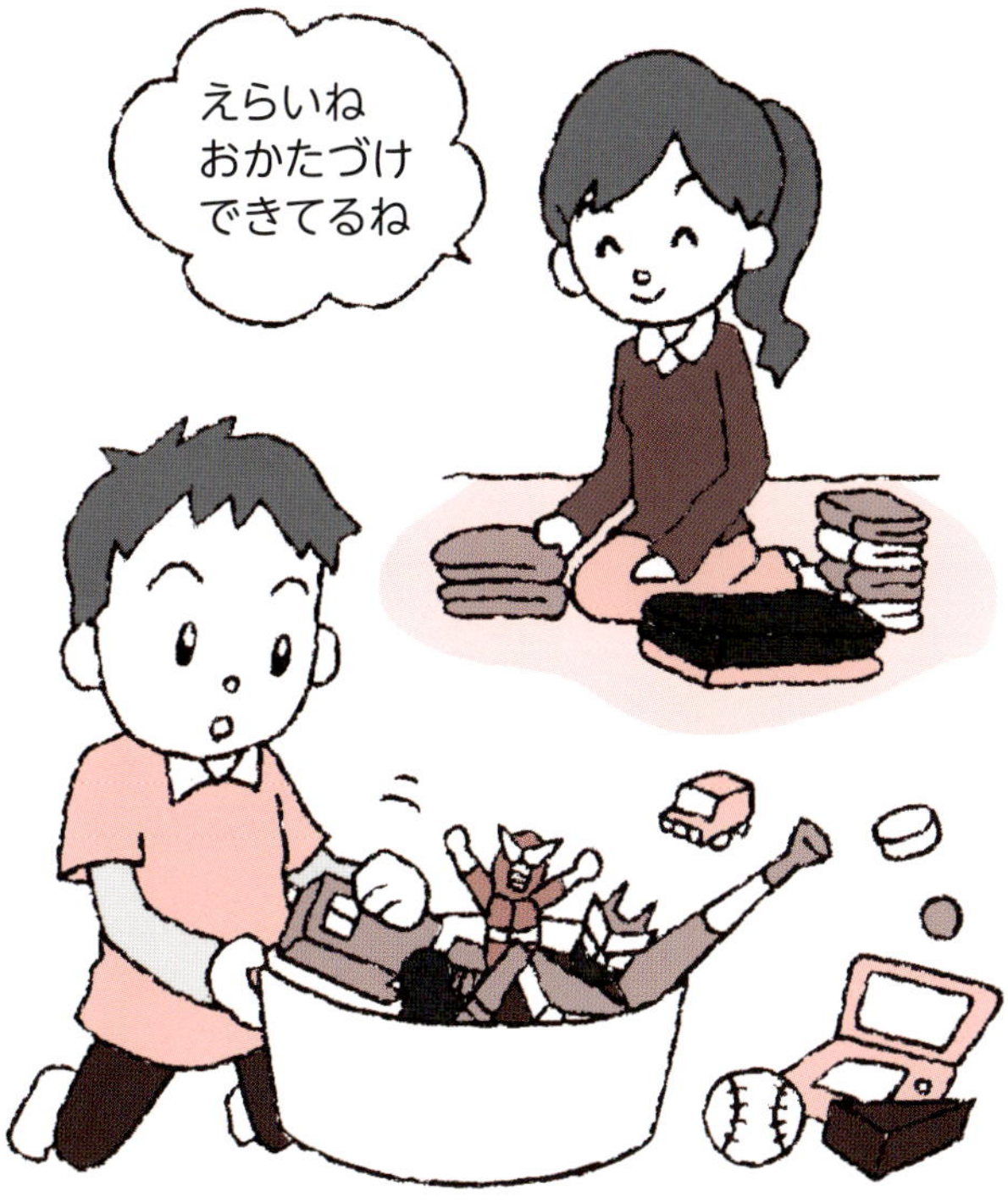

家庭内で支援のシステムを作る

家族の誰か一人だけに負担がかかるのはよくありません。これは何もADHDの子どものサポートに限ったことではなく、通常の生活の中でも言えることです。家族全員で支援システムを作りましょう。

誰か一人が頑張るのはよくない

家族でお互いのことを責め合い、どんどん険悪な関係になっていくことがあります。手がかかる発達障害の子どもを持っていると、どうしてもイライラしがちで、その子はもとよりパートナーや他の子にも、気持ちのホコ先が向いてしまいます。そのとき相手の中に過去の自分を見ていることがあります（インナーチャイルド）。そうして、どうして家族に厳しく当たってしまうのかという自己嫌悪に陥ってしまいます。本当は、そう反省する自分をほめてあげられればよいのでしょうが。

そもそも家族の関係を維持するのは、そんなに簡単なことではありません。発達障害の特性がかかわってくれば、その大変さはさらに大きくなってくるでしょう。柔軟性が必要なのに、硬直しているからです。

誰か一人が頑張ればいいというものではありません。例えば、母親だけが発達障害の子への対応を手がけていると、母親にばかり負担が集中してしまいます。そんな状態では、長く対応を続けていくのは困難です。家族療法のときも説明しましたが、家族を一つの機能として考えると、負担は分散し、全員で取り組んだほうが機能は安定します。

家族へのねぎらいを忘れずに

特性による問題行動を少しでも減らすように、家庭の環境を調整し、家族もその子どもも暮らしやすい生活を心がけましょう。特にADHDの子どもの「不注意」に対しては、スケジュール表を用意しておく、見えやすいところにボードを置き、持ち物などの情報を書いておく、などの準備をして忘れ物に対応しましょう。

この環境調整は、発達障害への基本的な対応の一つです。コレクターとしての意欲をそそり、集めることが目的となるような、はやりのキャラクターのメダルやカードではなく、キラキラ光るシールなどをスケジュール表に貼るのがいいでしょう。とにかく、その子どもの特性に応じた対応策が必要です。

　また、指示を出すとき「あれ」「これ」「ちょっと」というような、代名詞や形容詞を使うのは避けましょう。「2階の机に行って」「折り紙を」「10枚、持ってきて」と物の名前や場所、数を具体的に言うようにしましょう。

　これらのことは、家族全員で協力できるサポートです。暮らしやすい環境ができ、家族間のコミュニケーションと思いやりがうまくいっていれば、特に誰か一人が頑張らなくても、子どもは安定して過ごすことができます。

　そして、家族の間でサポートがうまくできたら、お互いにそれをねぎらうことが大切です。「責め合う」ことから「ねぎらう」ことへ。こうしたことで、家族関係のバランスは崩れにくくなり、柔軟になっていきます。

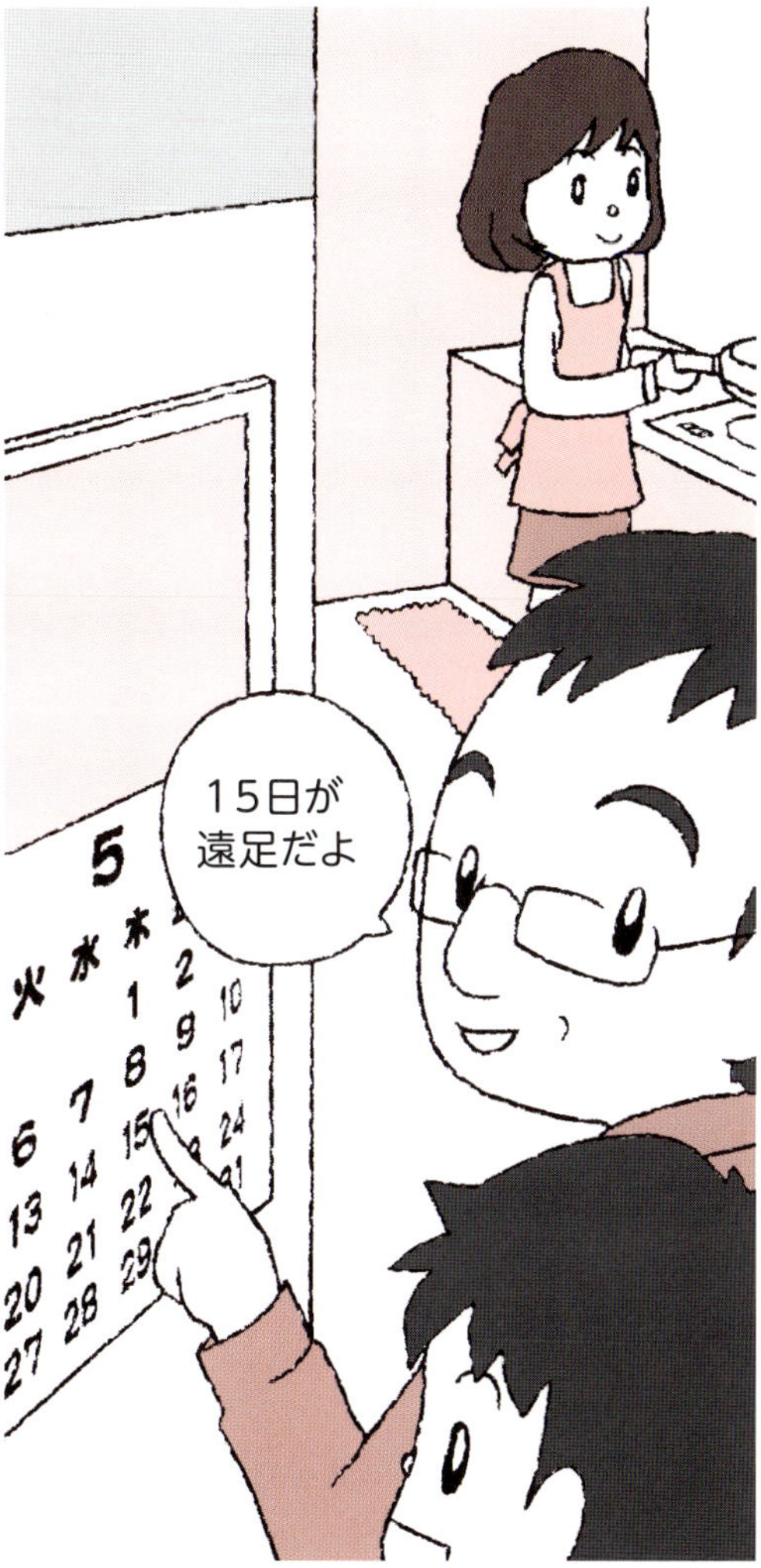

親が発達障害の場合もある

子どもが受診する中で、親にも発達障害があることが分かるケースがあります。たまたま発達障害と診断されないまま大人になったのです。親と子は別の医療機関にかかることが基本です。

★大人になって気づくことも意外に多い

子どものことで診察を受ける中で、親自身の問題が指摘され明らかになってくることが、最近では珍しくありません。また、勉強することで発達障害への認識が高まるにつれ、親自身が自分もそうなのではと気づくケースも多いようです。

発達障害は、まだまだ明らかになっていないことも多く、社会的に認められてからの歴史もそれほど長くはありません。つまり、発達障害だと診断されないまま大人になり、親になったという人がいます。そんな人が子どもが発達障害の診断を受け、専門機関で対応を受ける中で、自分自身、またはパートナーの発達障害の可能性に気づくのです。

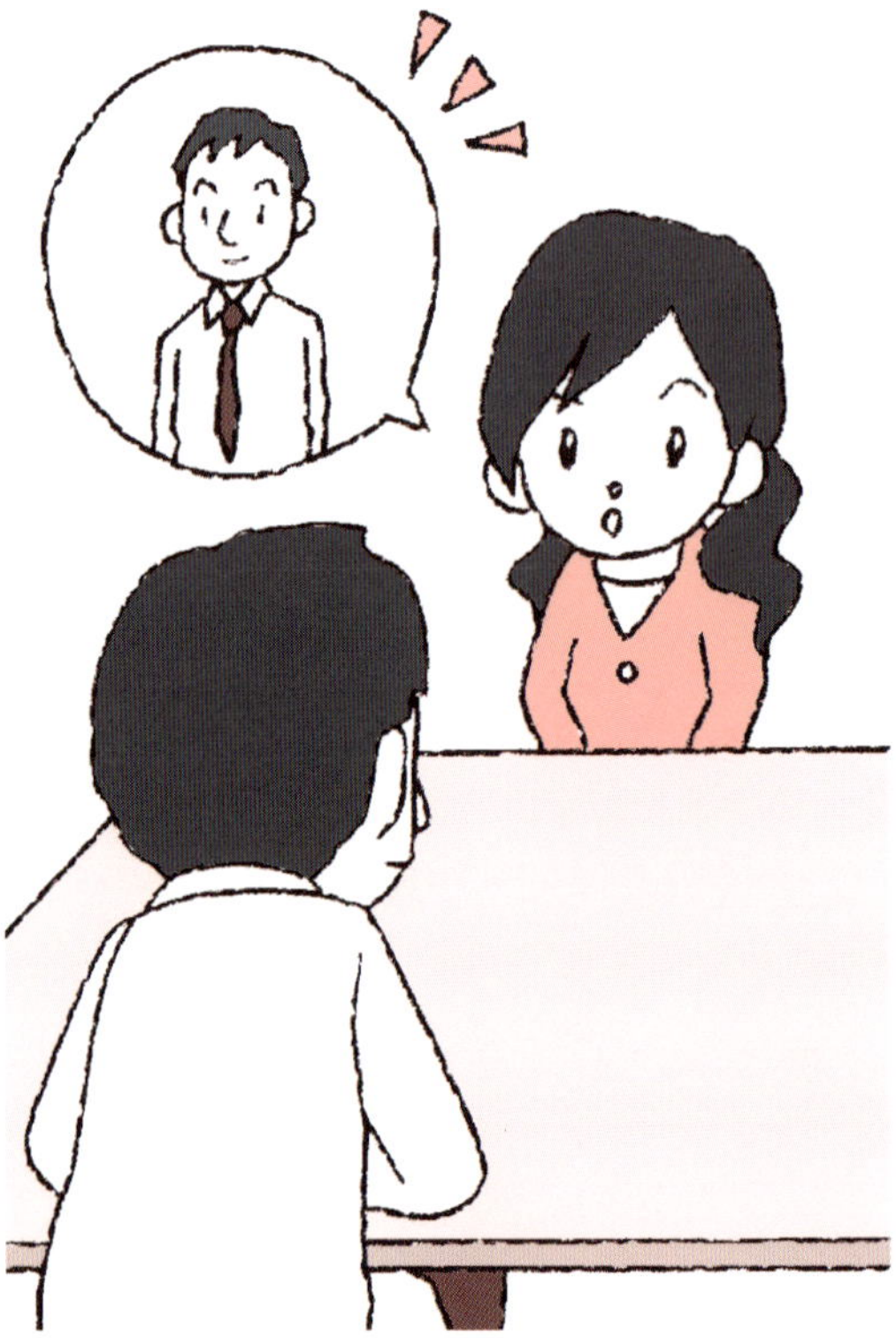

自分にも発達障害の特性があるようだと思ったら、子どもの主治医に相談してみてください。アドバイスをくれますし、専門医にお願いした

方がいい場合は、紹介してくれるでしょう。パートナーがそうかなと感じる場合、受診をうながしてもなかなか聞き入れてもらえないかもしれません。そういうときは、本人が不在でも、子どもの主治医にまず相談することです。アドバイスや対策を与えてくれます。次には、本人が医師と話をする機会を作ることです。

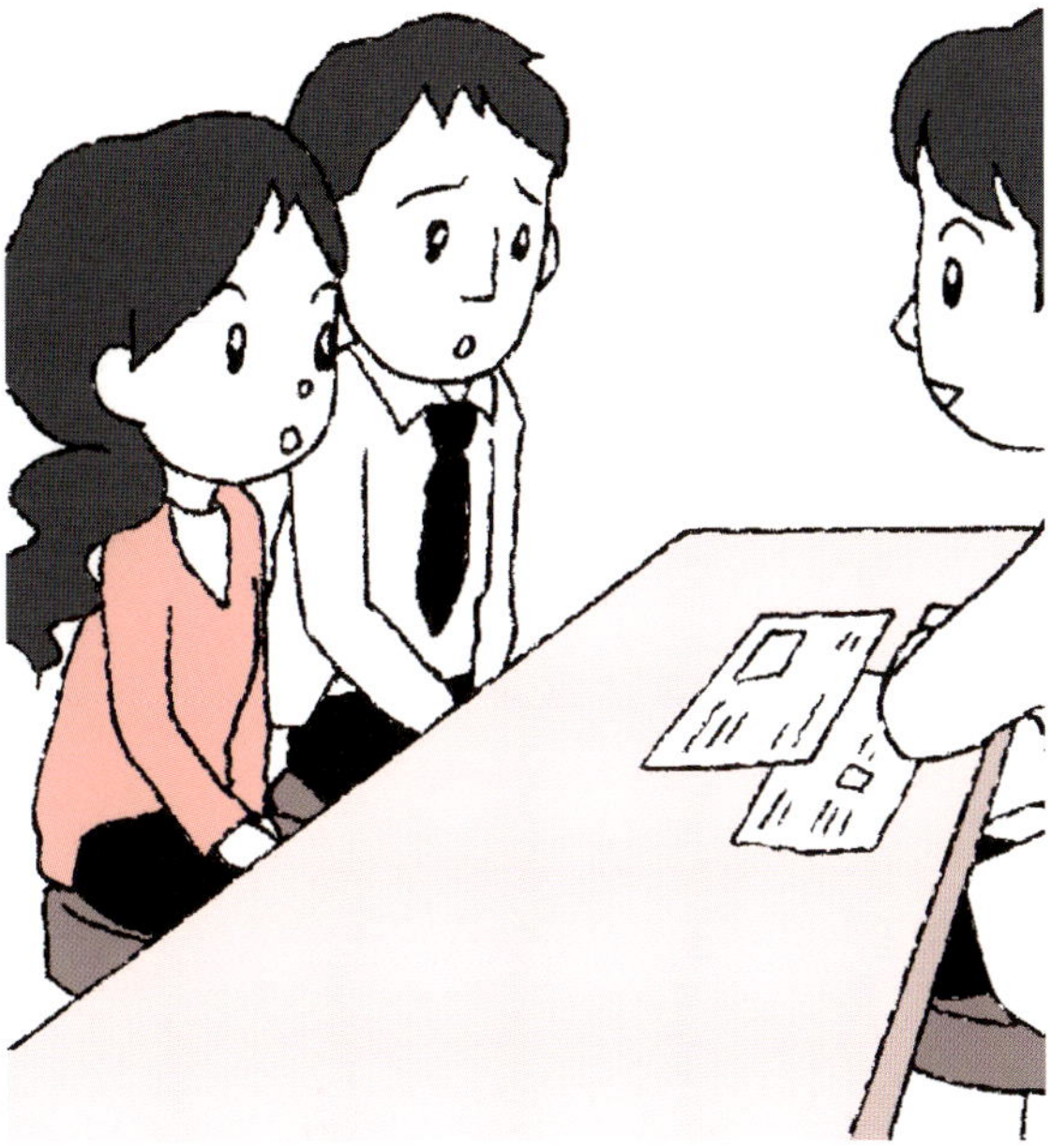

親と子は別々の機関に

同じ発達障害でも、大人と子どもでは問題となる点も、対応法も異なります。子どもの主治医がそのまま親の主治医になることは、まず無理です。

総合病院などでは、その施設内の成人向け外来にかかれる場合もありますが、子どもは小児科か児童精神科、大人は精神科か心療内科、もしくはカウンセラーにかかると思ってください。

夫婦そろってカウンセリングを受けるのが理想ですが、通常コミュニケーションが成立しにくいのですから、なかなか夫婦カウンセリングはうまくいきません。家族の各構成員がどう振る舞うべきかを決めて、分かりやすくする構造的家族療法が取られることもあります。これは、家の中と家の外（仕事の場）、夫と父、妻と母、息子、娘、きょうだい、それぞれがどういう立場で、どのような行動をすべきかを考えながら関係性を見直すものです。発達障害のある親と子、さらにその家族がさまざまな対応を受けることが、家族関係を見直し、結果として家族全体が生きやすくなる近道です。

子どもの問題を夫婦関係から考え直してみる

夫婦といっても、それぞれ別の人間です。分かり合える部分もあれば、そうでないところもあるでしょう。夫婦関係を見直し、今より少しでも分かり合えれば、子どもにもいい影響を与えます。

★夫婦の関係性が子どもの問題に影響する

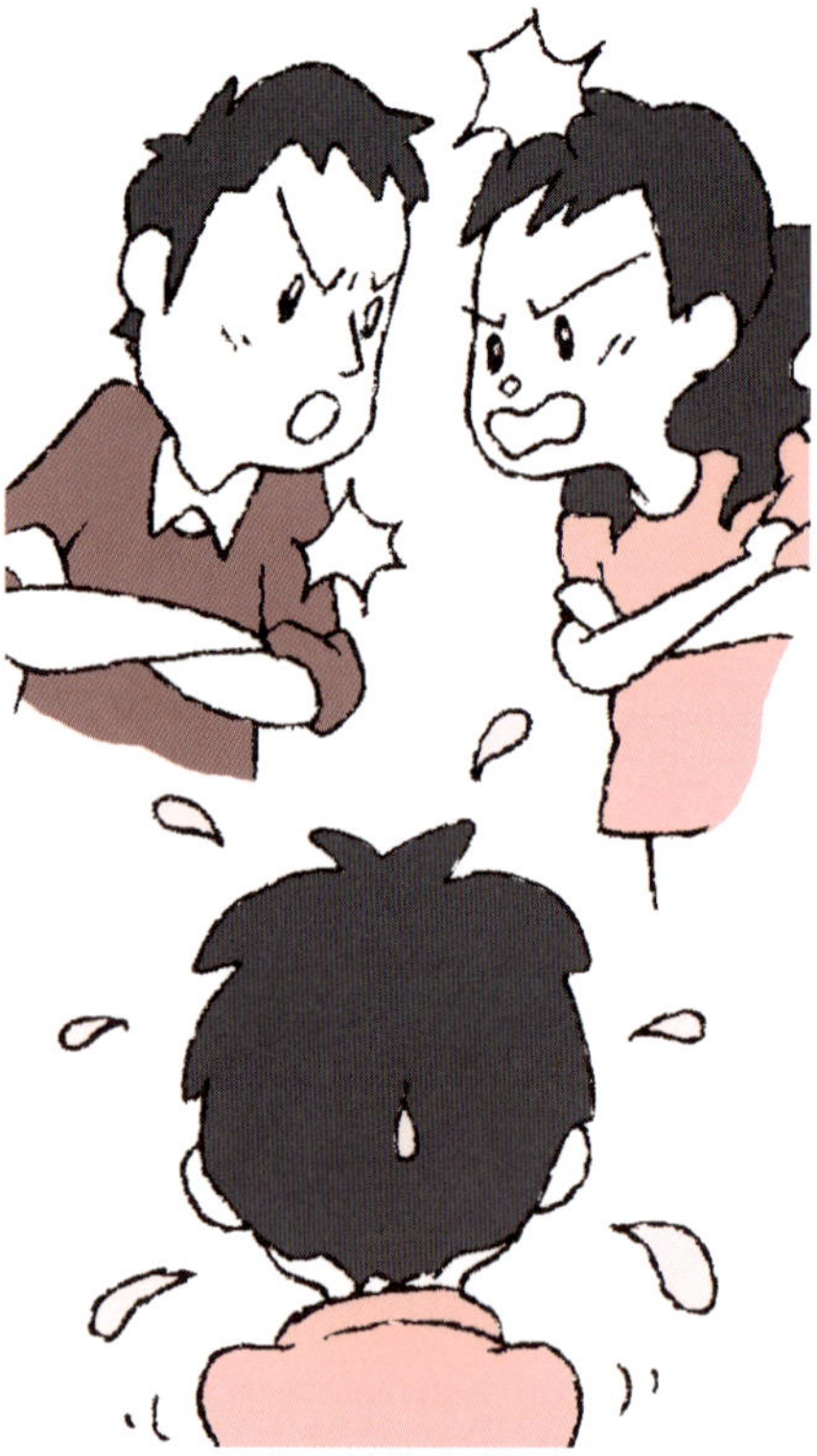

子どもに問題がある場合、両親が夫婦として機能しないことで、その問題が悪化することがあります。一度、夫婦の問題を考え直してみましょう。夫婦であっても、それぞれ別の人間ですから、理解して共感できることもあれば、そうでないこともあるでしょう。しかし、そう分かっていても、ついつい相手に期待してしまうものです。「言わなくても、分かっているだろう」とか「自分の思いに応えてほしい」とか、思ってしまいます。

相手に理解を求め、それがうまくいかないと、不満を持ってしまうというのは、夫婦関係によくあることです。夫婦のやりとりは、すれ違いやすいもので、特に説明されないと分からない論理的な人と、言われなくても分かってしまうと思っている感情的な人とでは会話がかみ合わず、口論になりがちです。自分が期待するような反応が返ってこないことに憤ってしまうのです。

特に、夫婦のどちらかに発達障害がある場合は、誤解が生まれがちです。相手が自分と同じように考えて行動していると思わないことから始めましょう。相手の立場になって考えてみましょう。夫婦関係が安定することで、子どもにも落ち着いて対応できるようになります。夫婦が今より少しでも分かり合えれば、その影響は必ず子どもにも好影響を与えます。

★男女の違いを意識してみるのもいいかもしれない

男女の違いを断定的に語るのはよくないかもしれませんが、一般的に男性は論理的に語り、女性は感情的に話したがります。つまり、男性は結論を求め、女性は共感を求めているとも言えます。また、人間関係の機微や感情の動きに興味を持ちにくいのが男性で、人間関係に敏感で答えよりも相手との関係性をより強く求めているのが女性なのかもしれません。

例えば、「大変だったね、ありがとう」という一言が女性の胸には響きます。男女では、求めるものが違うと思った方が、気持ちが楽になるのではないでしょうか。発達障害の子どもを育てていくには、家族全体の機能が十分に果たされている必要があります。お互いにそれぞれが自分の立場で、一生懸命に頑張っているのだと思いましょう。

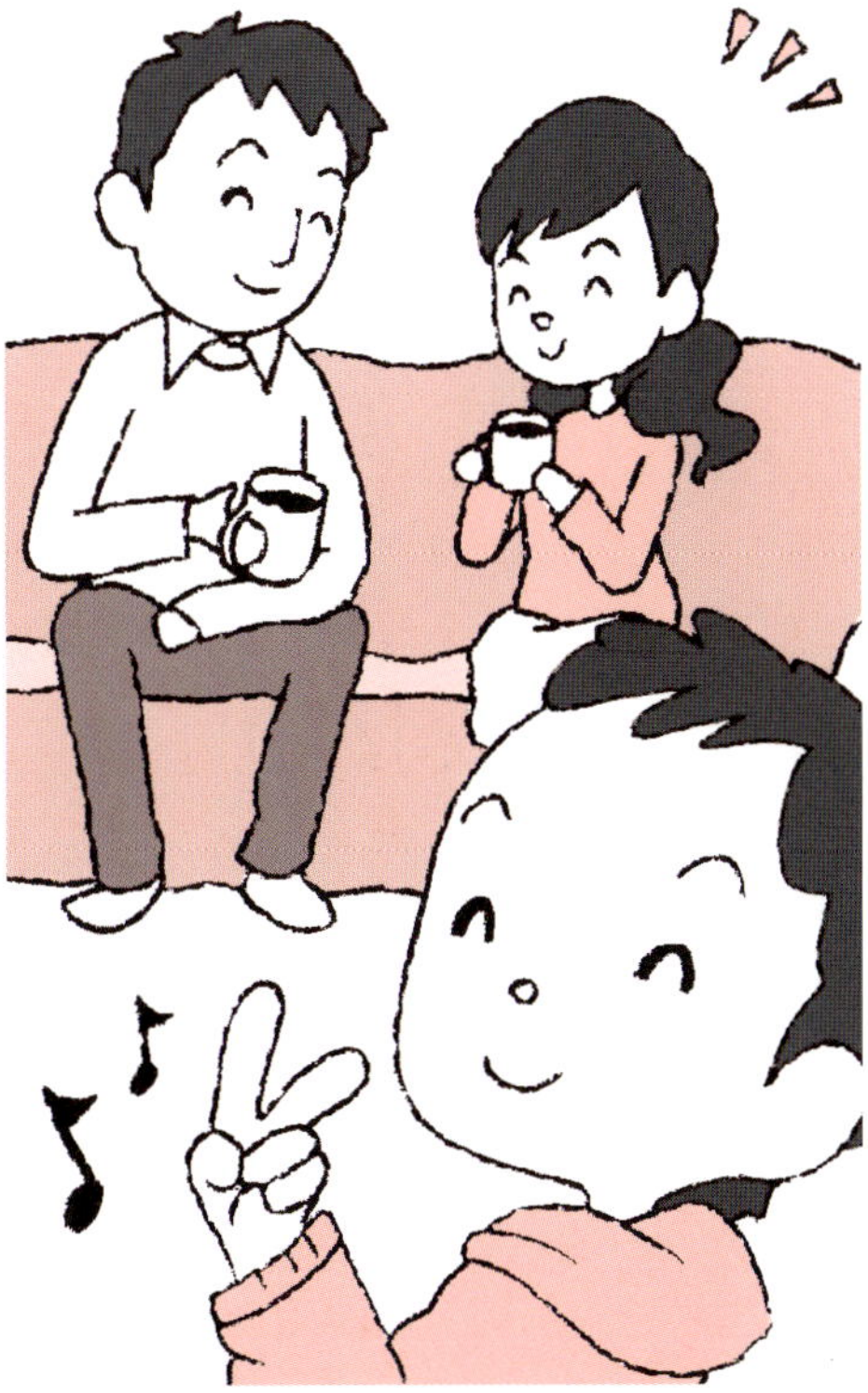

他のきょうだいへの配慮が必要になる

きょうだいがいる場合、どうしても発達障害の子どもにばかり目が行ってしまいがちです。他のきょうだいには、どのように接すればいいのでしょう。

大人扱いをして負担をかけすぎない

親とすれば、どうしても特性を持つ子どもを優先してしまいがちになり、他のきょうだいには、我慢をさせてしまうことが多くなります。そのことが、家族関係のバランスを崩すことにもつながりかねません。

よくあるのが、他のきょうだいを大人扱いして、負担をかけすぎることです。まだ自分も小さいのに、障害を持つ弟や妹を守ろうとして、学校の先生や友だちとぶつかってしまう子どももいます。協力を頼むのはいいのですが、責任を与えすぎないようにしましょう。まだ幼くて、自分自身も親のサポートが必要な時期に、負担をかけるのは考えものです。

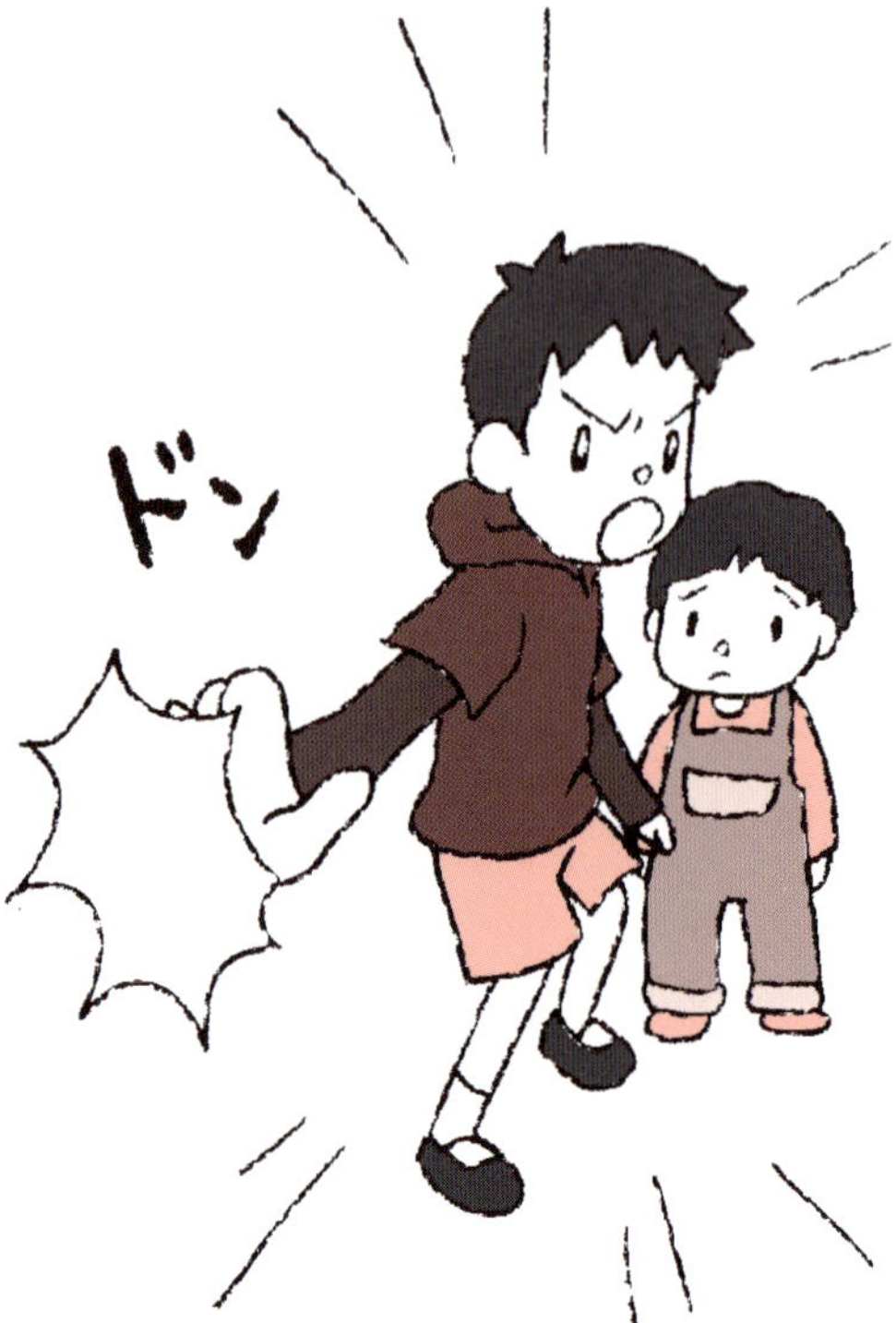

きょうだいが「サポートする側」「サポートされる側」に分かれるのは、よい関係ではありません。それぞれに役割を与えて、一人ひとりが

力を発揮するような関係を築いていきましょう。きょうだいには平等に目を向けましょう。どちらが特別というわけではなく、それぞれに同じように期待していることを示すことが大事です。

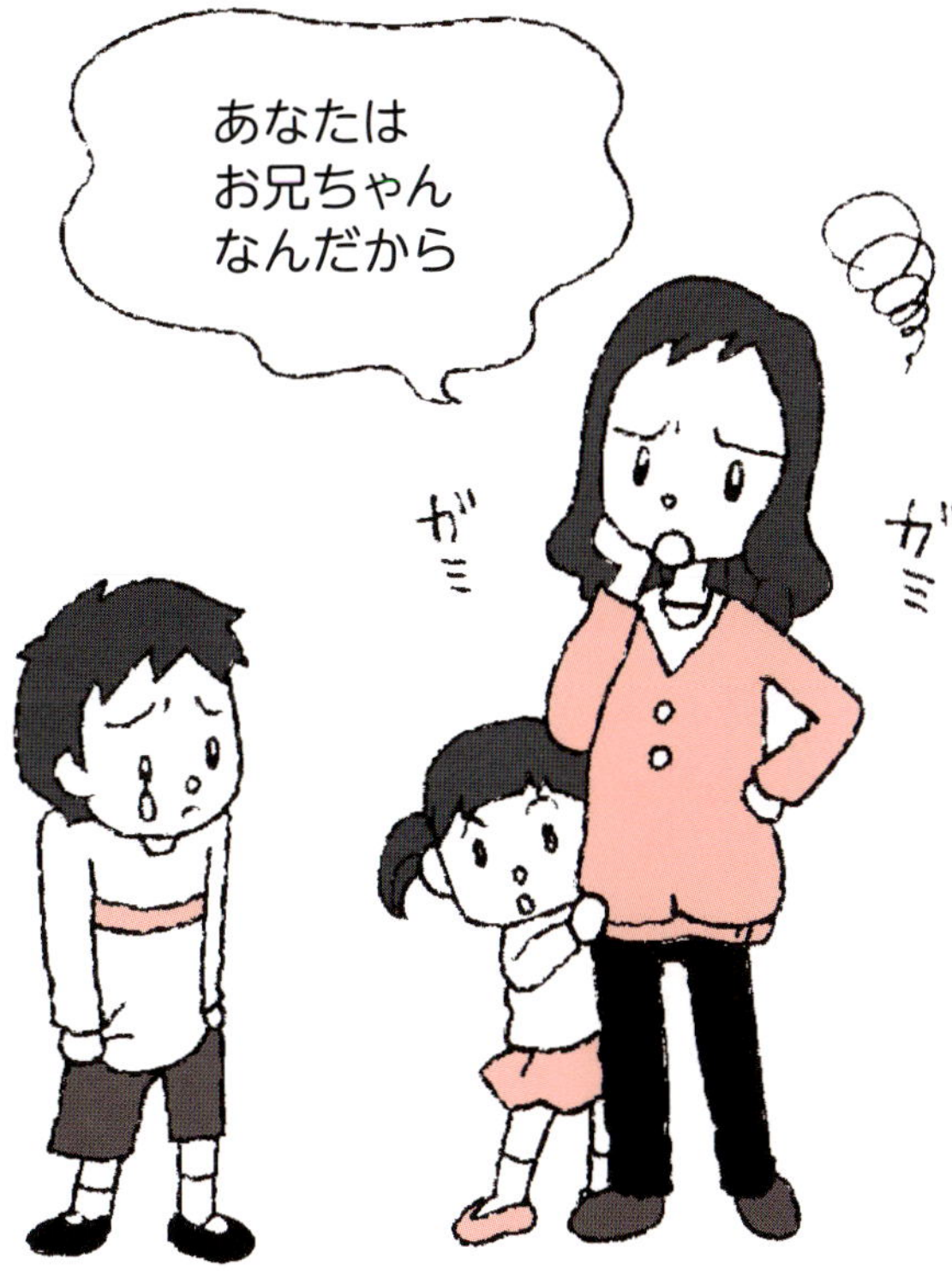

「家族」を「チーム」と呼んでみるのもいい

きょうだいでトラブルになったときなど「やめなさい！」としかるより、「〇〇は、順番を守るのが苦手なんだよ」などと、その子の特性について折に触れて説明してあげましょう。そのことが、きょうだいの理解をうながしてくれます。きょうだいたちも小学校の高学年になり、発達障害のことを理解できる年齢になったら、はっきりと伝え、家族みんなでサポートできることを話し合いましょう。自分たちを「家族」ではなく、「チーム」と呼んでみるのもいいかもしれません。家族だと思っていると、どうしても親子、夫婦、きょうだいといった関係を意識してしまいます。「お兄ちゃんなんだから我慢して」といった、年齢差による上下関係や昔ながらの家族観にとらわれがちになってしまうのです。

　自分たちを一つの「チーム」だと考えると、全員がそれぞれに力を発揮し、目標に向かって協力し合うイメージも持ちやすくなるでしょう。

「親の休日」をとり、リフレッシュを

子どものためなら、自分の時間を犠牲にして頑張る親がいます。手がかかるADHDの子どもだとなおさらです。しかし、親にも休日は必要です。チーム家族の力を借りてリフレッシュしてください。

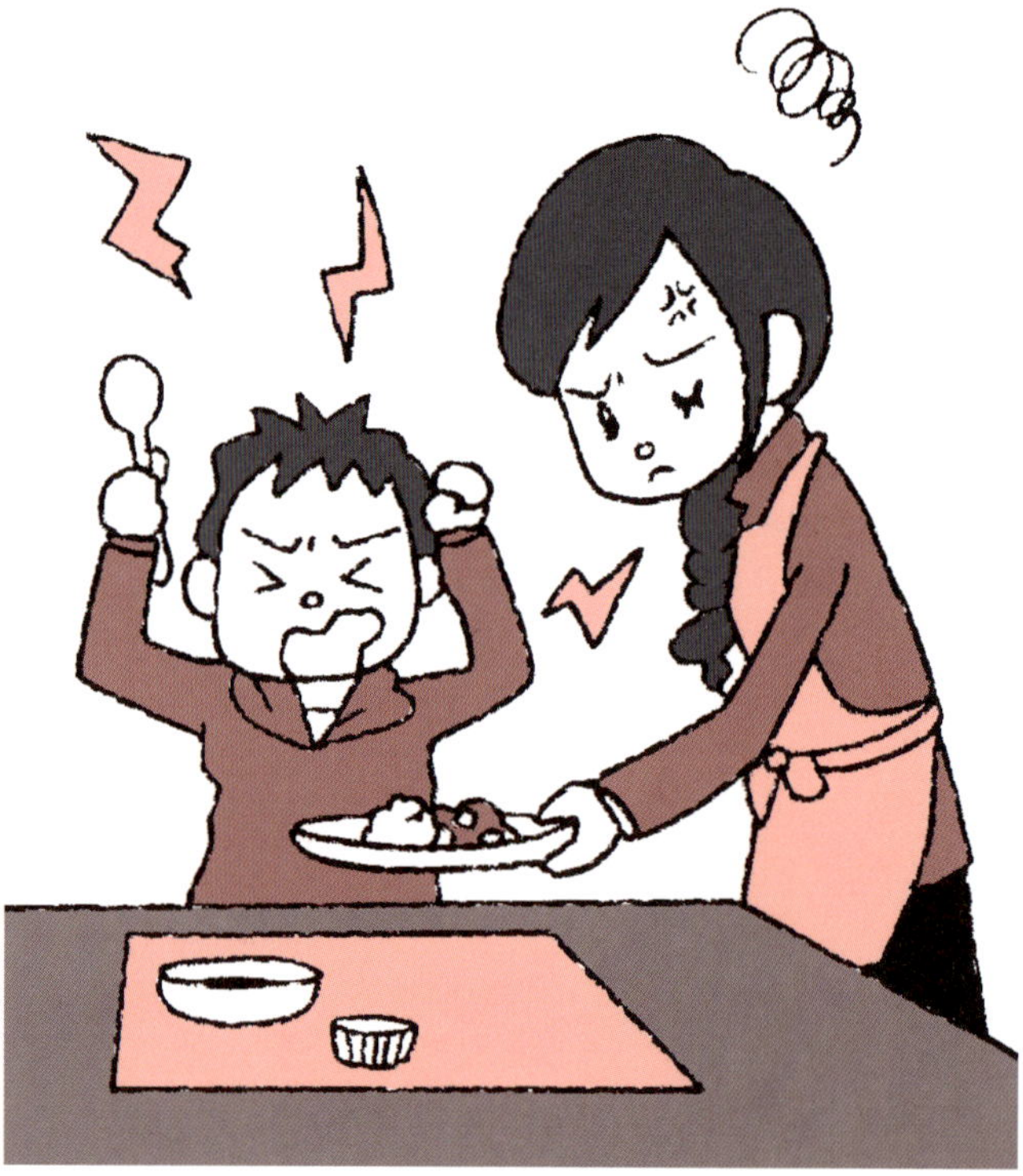

★自分を犠牲にしてしまってはダメ

発達障害の子どもを持つと、親は毎日すべての時間をつぶして頑張ってしまいます。子どもをサポートすることに義務感さえ持ってしまい、自分のことを考え、自分だけ時間を持つことが罪に思えてしまいます。ついつい自分を犠牲にしてしまっているのです。「私が支えなければ」という意識が強すぎて、ついつい自分の健康管理がおろそかになってしまっていませんか。

自分自身にもオフの時間を与えましょう。自分の時間、自分の楽しみを持ちましょう。子どものため、家族のためにも、意識して自分の時間を持つようにしてください。

★自分の時間を大切にすることが家族のため

自分の時間を持つためには、どうすればいいでしょう。

何もかも自分が背負わずに、他人の手を借りることです。パートナーに子どものことを任せ、親の役割をオフにする時間帯を作ることです。

ただ、パートナーがなかなか任せられる人でない場合もあるかもしれません。そのときは子どもとのストーリー（こんなときには、こうするという具体例を示しながら）を書いて、その通りに演じてもらいましょう。じょうずにできれば、ごほうびとして感謝の意を示せば、喜んでやってくれるはずです。

自分の時間ができたら、友人とテニスをするのもいいでしょう。映画やショッピングを楽しむのもいいでしょう。どこか郊外に日帰りで行ってみるのもいいかもしれません。とにかく、日常を離れて、家族のことを一時的に忘れられるような時間を過ごすことです。

どちらかの親が一人オフになると、その間、家族はその人の不在を実感します。そして、その穴を埋めるために協力し合うはずです。発達障害の子どもにもできるお手伝いは、してもらうようにしましょう。役割分担を意識したり、自分にできることに気づいたりするものです。

自分の時間を好きなように過ごすことで、満足感が得られ、心に余裕も生まれます。それが特別なことではなく、ときどきオフの時間がとれるように家族の協力をあおいでおきましょう。いつでもリフレッシュできると思えば、家族ともイライラせずに接することができるでしょう。

親も大事な家族という「チーム」の一員だということを、しっかりと心にきざんで、自分の心身をすこやかに保つようにしてください。

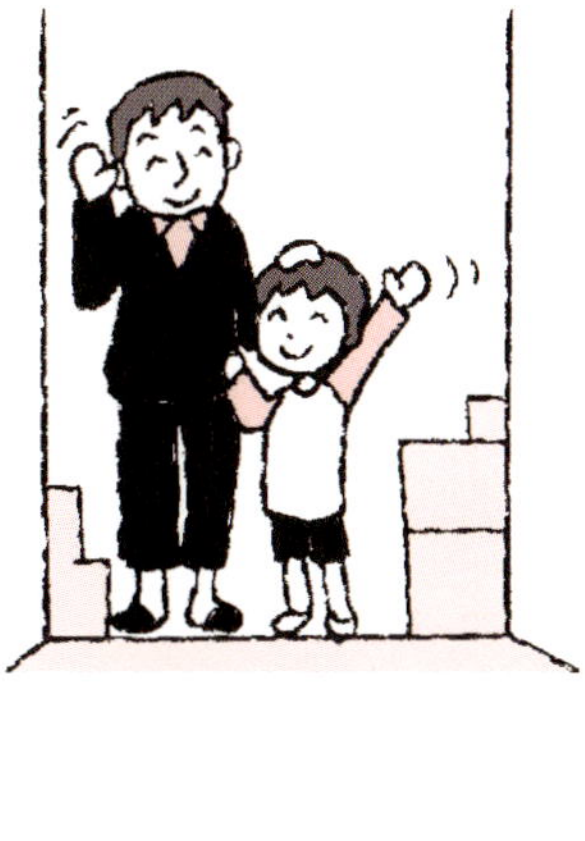

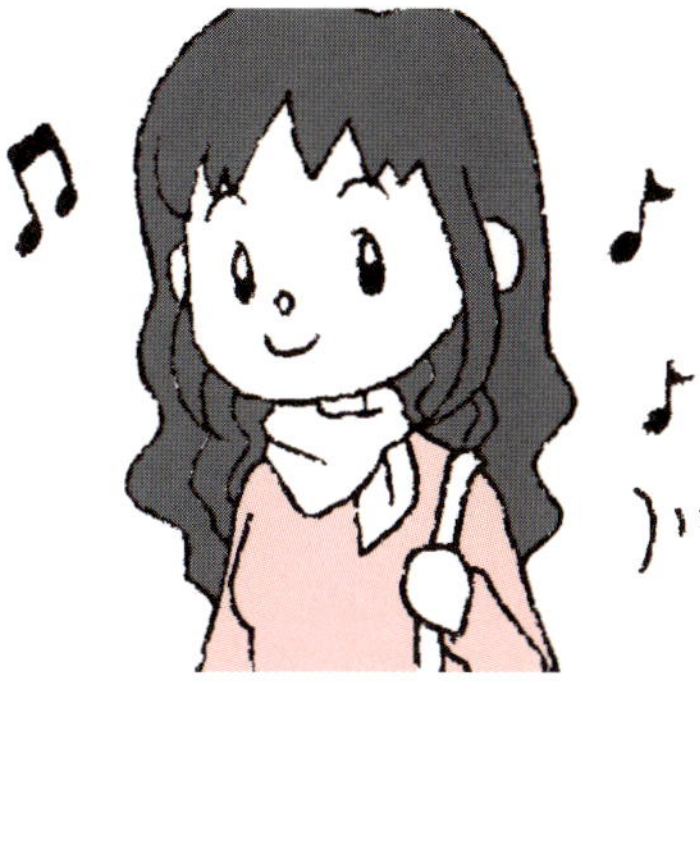

困ったら、ここに相談を支援機関、専門クリニック、親の会

子どもが発達障害かもと思ったら、どこに相談すればいいのでしょうか。さまざまな支援機関や専門のクリニックがあります。親の会だってあります。あなたは一人ではありません。

★ 地域の情報を手に入れるために

どこに行けば受診できるのか、どんな対応がなされるのか、など発達障害についての情報は、まだまだ十分に普及したとは言えません。自分でネットなどで調べるのもいいのですが、公的支援機関や親の会などを大いに利用しましょう。

公的支援機関

● 発達障害者支援センター

発達障害がある子どもと大人の相談を受け、支援する機関。各都道府県にある。以下のアドレスに相談窓口の情報として、全国の支援センター一覧が掲載されている。
http://www.rehab.go.jp/ddis/

● 療育センター

治療教育（療育）を行う機関。発達障害に限らず、さまざまな悩みに対応している。

● 保健センターや保健所

心身の健康全般に対応してくれる。医師や保健師がいる。発達相談も行なっている。

● 児童相談所

0～17歳の児童を対象として、子育て全般の悩み相談に乗ってもらえる。

● 市区町村の担当窓口

発達障害専門の窓口はない場合が多いので、子育て、福祉、地域医療などの窓口を訪ねるとよい。

● 子育て支援センター

市区町村の育児支援施設で、育児についての相談に応じ、指導もしてくれる。

専門クリニック

（ここでは、主に発達障害およびADHDを専門にしているところをピックアップしてある。2016年3月現在）

北海道こども心療内科　氏家医院 ☎011-711-3450
〒065-0043　札幌市東区苗穂町3-2-37

新札幌こども発達クリニック ☎011-893-1511
〒004-0051　札幌市厚別区厚別中央一条6-3-1
ホクノー新札幌ビル4F

楡の会　こどもクリニック ☎011-898-3934
〒004-0007　札幌市厚別区厚別町下野幌49番地

筑波こどものこころクリニック ☎029-893-3556
〒305-0821　茨城県つくば市春日3-1-1
つくばクリニックセンタービル4F

新所沢キッズクリニック ☎04-2990-3100
〒359-0045　埼玉県所沢市美原町2-2931-6

なかの小児科 ☎049-267-8881
〒356-0004　埼玉県ふじみ野市上福岡6-4-5
メディカルセンター上福岡1階A

なかしまクリニック ☎043-268-8485
〒260-0842　千葉市中央区南町2-15-19 MTKビル2F

どんぐり発達クリニック ☎03-5314-3288
〒157-0062　世田谷区南烏山4-14-5

荻窪小児発達クリニック ☎03-5347-0705
〒167-0043　杉並区上荻1-5-7　ハザマビル3F

子ども心と育ちのクリニック ☎03-6379-2509
〒168-0064　杉並区永福3-51-13
永福ニューハウジング206

司馬クリニック ☎0422-55-8707
〒180-0022　東京都武蔵野市境2-2-3 渡辺ビル401

発達心療クリニック ☎042-851-8702
〒194-0013　東京都町田市原町田6-29-1
ドヒハラビル2階

東戸塚こども発達クリニック ☎045-828-2800
〒244-0805　横浜市戸塚区川上町88-18　第8笠原ビル2階

子どもメンタルクリニック ☎046-278-5006
〒242-0007　神奈川県大和市中央林間3-2-3　幸芳ビル2F

新潟こころの発達クリニック ☎025-281-3556
〒950-1151　新潟市中央区湖南21-5

平谷こども発達クリニック ☎0776-54-9600
〒918-8205　福井市北四ツ居2-1409

ファミリーメンタルクリニック ☎052-803-1515
〒468-0015　名古屋市天白区原1-210　原コーネルビル1F

パームこどもクリニック ☎077-551-2110
〒520-3027　滋賀県栗東市野尻440

家森クリニック ☎075-256-0225
〒604-0846　京都市中京区両替町押小路上る金吹町461
烏丸御池メディカルモール2－B

すずきクリニック ☎06-6948-5547
〒530-0051　大阪市北区太融寺町6-8
阪急産業梅田ビル6階

ちさきこどもクリニック ☎06-6836-5111
〒560-0085　大阪府豊中市上新田3-10-38

風発達クリニック ☎0796-37-8001
〒668-0065　兵庫県豊岡市戸牧1029-11

つくだクリニック ☎0742-26-1567
〒630-8122　奈良市三条本町1-2　JR奈良駅NKビル3階

生馬医院 ☎073-422-1458
〒640-8343　和歌山市吉田436

大野はぐくみクリニック ☎086-254-7777
〒700-0026　岡山市北区奉還町1-2-11

松浦こどもメンタルクリニック ☎0877-56-7358
〒769-0206　香川県綾歌郡宇多津町浜六番丁78-12

パークサイドこころの発達クリニック ☎092-791-7222
〒810-0074　福岡市中央区大手門1-9-1
第3大手門ビルIR1階

くまもと発育クリニック ☎096-346-8219
〒861-8072　熊本市北区室園町20-40

発達神経クリニック　プロップ ☎098-987-1233
〒901-1105　沖縄県島尻郡南風原町新川215-3

親の会などの相談窓口

（ADHDはLDを併存している場合が多いので、LDに関しての情報も掲載）

全国LD親の会 ☎03-6276-8985
LDなど発達障害のある子どもを持つ保護者の会の全国組織。1990年に発足。全国各地の診断相談機関リストもある。
〒151-0053　渋谷区代々木2-26-5 バロール代々木415
http://www.jpald.net/index.php

えじそんくらぶ
ADHDを持つ人たち、そしてともに悩む家族・教師を応援するNPO法人。基礎知識や参考図書、全国の会紹介など盛りだくさん。
http://www.e-club.jp/

監修者略歴

宮尾益知（みやお　ますとも）

東京生まれ。徳島大学医学部卒業、東京大学医学部小児科、自治医科大学小児科学教室、ハーバード大学神経科、国立成育医療研究センターこころの診療部発達心理科などを経て、2014年にどんぐり発達クリニックを開院。主な著書・監修書に『発達障害の治療法がよくわかる本』、『発達障害の親子ケア』、『女性のＡＤＨＤ』、『女性のアスペルガー症候群』（いずれも講談社）など。専門は発達行動小児科学、小児精神神経学、神経生理学。発達障害の臨床経験が豊富。

参考図書

『発達障害をもっと知る本』宮尾益知／著　教育出版
『ＡＤＨＤ・ＬＤ・高機能ＰＤＤのみかたと対応』宮尾益知／著　医学書院
『自分をコントロールできないこどもたち』宮尾益知／著　講談社
『発達障害の治療法がよくわかる本』宮尾益知／著　講談社
『発達障害の親子ケア』宮尾益知／著　講談社

Staff

装丁／志摩祐子（レゾナ）
本文デザイン・ＤＴＰ／志摩祐子、西村絵美（いずれもレゾナ）
カバー・本文イラスト／こもぢゆうこ
構成／企画室 弦
編集／西垣成雄　佐藤義朗

子どものADHD
早く気づいて親子がラクになる本

2016年３月20日初版印刷
2016年３月30日初版発行

監　修　宮尾益知
発行者　小野寺優
発行所　株式会社河出書房新社
　　　　東京都渋谷区千駄ヶ谷 2-32-2
電　話　03-3404-8611（編集）
　　　　03-3404-1201（営業）
http://www.kawade.co.jp/

印刷・製本　図書印刷株式会社

Printed in Japan　　ISBN978-4-309-24756-4